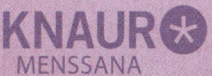

ANGELA OBERLE * SABINE PORK

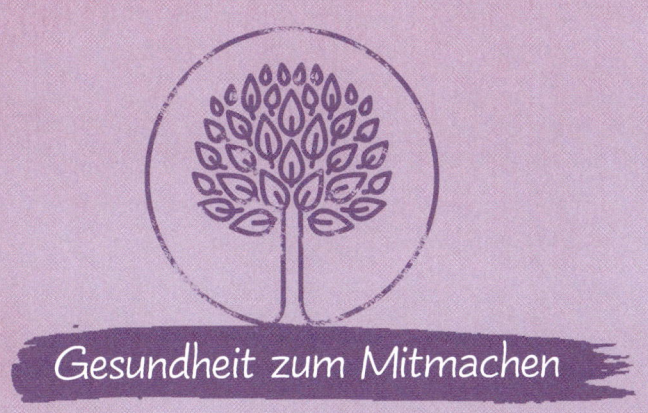

Gesundheit zum Mitmachen

Hilfe bei
RHEUMA UND
ARTHROSE

✔ Selbst aktiv werden
✔ Beschwerden lindern und heilen
✔ Lebensqualität steigern

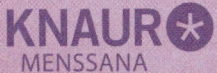

KNAUR
MENSSANA

VORWORT

Der Begriff Rheuma ist ein Oberbegriff. Eigentlich werden hierunter fast alle Erkrankungen des Stütz- und Bewegungsapparates zusammengefasst. Immer wenn etwas an den Knochen, am Knorpel, an den Sehnen, Muskeln oder Bändern schmerzt oder zu Bewegungseinschränkungen führt, ist es im weitesten Sinne Rheuma. Nach Angaben der Deutschen Rheuma-Liga sind etwa 20 Millionen Deutsche betroffen.

Warum halten Sie dieses Buch in den Händen? Leiden Sie selbst an chronischen Schmerzen des Bewegungsapparates? Hat Ihr Arzt bei Ihnen Rheuma oder Arthrose diagnostiziert? Oder möchten Sie Angehörige unterstützen, die unter schmerzhafter Einschränkung ihrer Beweglichkeit leiden?

Sie haben das richtige Buch ausgewählt, wenn Sie »mit anpacken« möchten. Es ist ein Mitmachbuch, das Sie in Ihrer Kompetenz stärken soll und Sie zum Ausprobieren ermutigen möchte. Eine vollständige Heilung ist bei manchen Rheuma-Formen leider bis heute selten, aber Sie werden Möglichkeiten entdecken, wie Sie mit Ihrer Erkrankung informiert und zukunftsfroher umgehen können. Und Sie werden Ideen für einen ganzheitlichen Therapieplan entwickeln. Eine erfolgreiche Therapie berücksichtigt immer den ganzen Menschen, und deshalb gehört auch die Betrachtung des Lebensstils, der Ernährung, des Bewegungsverhaltens, der Stressverarbeitung und der psychischen Gesundheit zwingend dazu.

Nicht mehr fremdbestimmt und abhängig zu sein hat – wie wir heute aus Untersuchungen wissen – großen Einfluss auf die Krankheitswahrnehmung und auf den Verlauf von Krankheiten. Sie werden auf den folgenden Seiten viele Informationen bekommen und naturheilkundliche Selbsthilfestrategien kennenlernen. Zudem wollen wir Ihnen Anregungen zu einem gesünderen und ausgeglicheneren Lebensstil geben.

Rheuma-Ratgeber gibt es viele – unser Ziel ist es, Sie zu motivieren, Ihre Erkrankung als eine zu bewältigende Aufgabe anzunehmen.

Wir freuen uns darauf, Sie ein Stück begleiten zu dürfen.

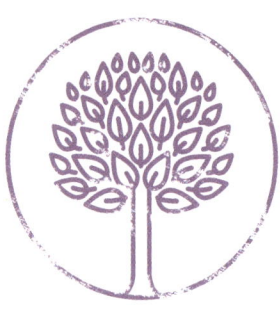

Rheuma – Was ist das genau?

»Ich habe Rücken …« oder »Ich hab's an den Knochen«, Aussagen wie diese sind für uns schon geflügelte Ausdrücke mit großer gesellschaftlicher Akzeptanz geworden. Jeder von uns hat schon mal Beschwerden an seinen Knochen, Muskeln oder Bändern gespürt. Erkrankungen des Bewegungsapparates sind die häufigste Ursache für kurzzeitige Arbeitsunfähigkeiten, und die Wartezimmer der Orthopäden sind immer gut gefüllt. Die Beschwerden reichen von harmlosen Muskelverspannungen bis hin zu schweren chronischen Rückenschmerzen oder auch das Leben stark beeinflussenden Erkrankungen, die den ganzen Körper betreffen, wie z. B. die rheumatoide Arthritis oder die Spondylitis ankylans (Morbus Bechterew).

Zunächst wird es hier ein bisschen theoretisch, aber diese Informationen sind uns wichtig und werden Ihnen helfen, schneller zu einer Diagnose zu gelangen und ein informierter Patient zu sein. Sie werden die manchmal leider begrenzte Zeit bei Ihrem Arzt so optimal zur Klärung Ihrer Fragen nutzen können.

Wann sollte man zum Arzt gehen?

Wenn ohne nachvollziehbare Ursache Schmerzen an einzelnen Gelenken auftreten und mit Rötung und Schwellung einhergehen, dann sollten Sie einen Termin bei Ihrem Arzt vereinbaren. Allgemeinsymptome wie Müdigkeit, Leistungsschwäche, Fieber, Nachtschweiß und eventuelle Gewichtsabnahme machen deutlich, dass der ganze Körper in den Entzündungsprozess eingebunden ist. Auch dann sollten Sie – gerade wenn dieses Befinden über mehrere Tage anhält – in jedem Fall Ihren Arzt aufsuchen. Und auch Schmerzen, die wiederkehrend auftreten oder anhaltend sind und zu Bewegungseinschränkungen führen, sollten Sie zu einem Arztbesuch veranlassen.

Wer kann mir helfen?

Erster Ansprechpartner sollte für Sie Ihr Hausarzt sein. Er (oder sie) ist in der Lage, zu unterscheiden, ob Ihre Beschwerden einer weiteren Abklärung bedürfen oder ob Sie schon mit der Anleitung zu Selbsthilfestrategien schnell wieder fit sein werden.

Sollte sich eine chronische Erkrankung zeigen, wird er Sie in den kommenden Jahren begleiten und kann dann für Sie ein guter Lotse und Begleiter sein.

Die Basisdiagnostik zur Abklärung einer rheumatischen Erkrankung kann ebenfalls durch den Hausarzt erfolgen. Parallel wird er Sie vermutlich an einen Orthopäden oder auch einen Rheumatologen überweisen, wenn er aufgrund der Anamnese und der Untersuchung eine komplexere Erkrankung vermutet.

Rheuma, Arthrose & Co.

Grob lassen sich neben dem chronischen Rückenschmerz die rheumatischen Erkrankungen in drei große Gruppen einteilen.

Die entzündlich-rheumatischen Erkrankungen

Hierunter fallen z. B. die rheumatoide Arthritis oder auch der versteifende Wirbelsäulen-Rheumatismus (früher Morbus Bechterew, heute Spondylitis ankylans).

Weiterhin gibt es Arthritiden, die im Zusammenhang mit anderen Erkrankungen beobachtet werden, wie z. B. die Psoriasisarthritis oder Gelenkschmerzen, die als Begleiterkrankung bei Patienten mit chronisch-entzündlichen Darmerkrankungen auftreten. Von einer reaktiven Arthritis spricht man, wenn die Symptomatik nach einer Infektionskrankheit auftritt.

Bei all diesen entzündlichen Formen beobachtet man die klassischen Zeichen einer Entzündung mit Rötung, Schwellung und Überwärmung der Gelenke. Von den Betroffenen werden Schmerzen und eine Gelenksteifigkeit beschrieben.

In Deutschland leiden ca. ein Prozent der erwachsenen Bevölkerung und 20 000 Kinder und Jugendliche an entzündlich-rheumatischen Erkrankungen.

Die degenerativen rheumatischen Erkrankungen

Hierunter fallen alle Abnutzungserkrankungen an Gelenken und Bandscheiben. Gerade die Anzahl der Patienten mit Arthrosen steigt in den letzten Jahren aufgrund der zunehmenden Lebenserwartung der Bevölkerung. Im Alter über 70 Jahren leiden rund 30 Prozent der Männer und fast 50 Prozent der Frauen an derartigen, häufig schmerzhaften Veränderungen der Gelenke.

Weichteilrheumatismus

Unter diesem Begriff werden Schmerzzustände an den Weichteilstrukturen zusammengefasst. Betroffen können die Sehnen, Sehnenscheiden, Schleimbeutel, Muskeln oder Bänder sowie Faszien sein.

Rheumatoide Arthritis

Die rheumatoide Arthritis (internationale Bezeichnung) ist die häufigste entzündliche Erkrankung der Gelenke. In der früheren deutschsprachigen Bezeichnung chronische Polyarthritis finden sich die wichtigsten Charakteristika der Krankheit wieder: »Chronisch« steht für eine lange Zeitdauer der Erkrankung, »Arthritis« bedeutet Gelenkentzündung und »poly« eine Vielzahl von (betroffenen) Gelenken.

Die Ursachen sind nicht bis ins Letzte geklärt; diskutiert wird eine Fehlregulation des Immunsystems, wobei körpereigene Substanzen (z. B. der Gelenkknorpel) von Zellen des Immunsystems angegriffen und nach und nach zerstört werden. Wenn sich das Immunsystem gegen den eigenen Körper wendet, spricht man von einer Autoimmunerkrankung. Der Körper ist dann nicht mehr in der Lage, körpereigene von fremden Substanzen zu unterscheiden, was dazu führt, dass eine Entzündungsreaktion initiiert wird.

Meist beginnt die Erkrankung recht plötzlich, oft mit Schmerzen und Schwellungen an den kleinen Finger- und Zehengelenken. Charakteristisch ist auch eine eingeschränkte Beweglichkeit der Gelenke vor allem am Morgen. Sie wird auch als »**Morgensteife**« bezeichnet und ist typisch für die rheumatoide Arthritis.

Meist verläuft die Erkrankung chronisch oder nimmt einen schubweisen Verlauf. Im Lauf von Wochen oder Monaten können mehr und mehr Gelenke erkranken.

Leider kommt die Erkrankung nur bei ca. zehn Prozent der Betroffenen ohne Therapie spontan zum Stillstand.

In 20 Prozent der Erkrankungen kommt es zur Ausbildung von **Rheumaknoten,** besonders im Bereich der Ellbogen und Finger. Dies sind feste, meist nicht druckschmerzhafte Schwellungen im Unterhautgewebe.

Leider kann der systemisch-entzündliche Charakter der Erkrankung dazu führen, dass sich die Entzündung auch an anderen Organen manifestiert. Hier muss man vor allem das Herz, das Auge, die Lunge und das Rippenfell im Blick behalten.

Entscheidend für den Behandlungserfolg ist ein früher Behandlungsbeginn. Um die Gelenkschäden möglichst gering zu halten, empfehlen

Experten deshalb, die Behandlung mit Medikamenten spätestens drei Monate nach Ausbruch der Erkrankung zu beginnen.

Die schulmedizinisch-medikamentöse Therapie beinhaltet bei den Rheuma-Medikamenten im Wesentlichen zwei Gruppen von Wirkstoffen:

1. sogenannte nichtsteroidale Antirheumatika (Diclofenac, Ibuprofen) oder COX-2-Hemmer (Coxibe): Sie verringern zwar die Krankheitszeichen wie Schmerz und Gelenksteife, haben jedoch keinen Einfluss auf den Krankheitsverlauf (symptomatische Therapie). Auch Schmerzmittel wie Metamizol, Paracetamol oder Opioide dienen nur der Schmerzlinderung.

Generell gilt für Schmerzmittel: Sie sollten zwar ausreichend dosiert werden, um die Beweglichkeit zu fördern und Schmerzspitzen gar nicht entstehen zu lassen, gleichzeitig sollten sie jedoch kritisch eingesetzt werden, und die Nebenwirkungen dürfen nicht aus den Augen gelassen werden. Der Medikamentenplan sollte regelmäßig gemeinsam mit dem Arzt kritisch hinterfragt werden.

2. krankheitsmodifizierende Medikamente: Sie verringern die übersteigerte Reaktion des Immunsystems und können so das Fortschreiten der Erkrankung verlangsamen oder stoppen. Da sie aber auch die normale Immunantwort auf Krankheitserreger reduzieren, steigt das Risiko für Infektionen. Patienten sollten ihre Zähne vorab sanieren lassen und von der STIKO empfohlene Impfungen aktualisieren, um das Infektionsrisiko zu minimieren.

Was sind Basistherapeutika?

Unter der Basistherapie verstehen wir ganz allgemein eine Medikation, die über eine längere Zeit immer gleich angewendet wird. Sie wird nicht angepasst an die täglichen Befindlichkeiten oder Schmerzen, sondern bleibt konstant. Diese Basistherapie wird auch oft dann weitergeführt, wenn keine akuten Beschwerden mehr wahrgenommen werden, um die Remission zu erhalten.

Eine weitere, neuere Gruppe der Basistherapeutika sind die Biologicals. Hierbei handelt es sich um gentechnisch hergestellte Abwehrstoffe (z. B. Antikörper), die speziell gegen bestimmte Entzündungsbotenstoffe gerichtet sind oder bestimmte Rezeptoren und Immunzellen hemmen.

Und was ist mit Kortison?

Bestimmt kennen Sie Kortison, ein Hormon der Nebennierenrinde. Es hat eine stark entzündungshemmende Wirkung und ist in der entsprechenden Dosierung dazu geeignet, sehr rasch Schmerzen und die Entzündung der Gelenke zu verringern. Bei Krankheitsschüben gibt der Rheumatologe Kortison in höheren Dosierungen über einen kürzeren Zeitraum, damit die Schmerzen schnell zurückgehen und die Krankheitsaktivität zurückgedrängt wird. Über einen langen Zeitraum eingenommen, kann das Medikament jedoch zu Knochenabbau (Osteoporose) und zu erhöhtem Blutzucker führen. Bei langer Einnahme in hoher Dosierung können gehäuft Infektionen auftreten, und eine Gewichtszunahme ist oft unvermeidbar. Wenn möglich, wird daher Kortison in der Langzeitbehandlung nur in niedriger Dosierung gegeben.

Aufsteigender Wirbelsäulenrheumatismus, Spondylitis ankylans (früher Morbus Bechterew)

Auch die Spondylitis ankylans ist eine chronisch-entzündliche rheumatische Erkrankung, die aber vorwiegend die Wirbelsäule betrifft. Es kommt bei dieser Erkrankung zu einer zunehmenden Verfestigung der Wirbelsäule und damit einhergehend zu Bewegungseinschränkungen und zu einer langsam fortschreitenden Fehlstellung der Wirbelsäule.

Häufig werden die ersten Symptome im zweiten oder dritten Lebensjahrzehnt bemerkt. Meist beginnen die Schmerzen mit einem chronischen Ruheschmerz oder auch einem frühmorgendlichen Nachtschmerz im unteren Rücken. Zusätzlich ist eine ausgeprägte Morgensteife typisch. Manche Patienten berichten auch von einem Schmerz mit gürtelförmiger Ausstrahlung beim Husten oder Niesen oder bei anderen Erschütterungen. Typisch ist auch ein Schmerz im Bereich der Brustbein-Schlüsselbein-Gelenke. Im Verlauf der Erkrankung kommt es häufig zu einem Rückgang der Knochendichte, was wiederum ein erhöhtes Frakturrisiko nach sich zieht.

Leider bleibt diese Krankheit mit ihrer entzündlichen Komponente nicht immer auf den Bewegungsapparat beschränkt. Bei etwa 35 Prozent der Patienten beobachtet man Entzündungen der Regenbogenhaut am Auge *(Iritis oder Iridozyklitis, Uveitis)*. Patienten mit einer Spondylitis ankylans sollten bei Rötungen und Schmerzen im Auge sowie bei Sehstörungen sofort den Augenarzt aufsuchen, da nur eine sofortige Therapie eine bleibende Sehbeeinträchtigung verhindern kann.

Gelegentlich ist die Bechterew'sche Erkrankung kombiniert mit chronisch-entzündlichen Darmerkrankungen (wie z. B. Morbus Crohn, Colitis ulcerosa). Auch die Schuppenflechte (Psoriasis) tritt bei Bechterew-Patienten häufiger auf. Durch die eingeschränkte Beweglichkeit im Brustkorbbereich kommt es nicht selten zu Kurzatmigkeit.

Der Verlauf ist sehr unterschiedlich, die Erkrankung kann jederzeit zum Stillstand kommen oder auch schubweise voranschreiten. Wie bei der rheumatoiden Arthritis können sich auch beim Morbus Bechterew Symptome einer generellen entzündlichen Erkrankung zeigen. Nicht nur die Beweglichkeit ist beeinträchtigt, sondern die Patienten fühlen sich häufig müde und abgeschlagen. Das körpereigene Immunsystem richtet sich auch bei dieser Erkrankung gegen das körpereigene Gewebe.

Eine Therapie der Ursache ist bisher noch nicht gefunden. Zurzeit ist das vorrangige Ziel der Therapie, die entzündliche Aktivität zu minimieren und eine schmerzfreie Beweglichkeit zu erreichen.

Die wichtigste Säule der Therapie ist die Krankengymnastik mit ihren unterschiedlichen Ansätzen, die alle auf einen bestmöglichen Erhalt der Beweglichkeit hinarbeiten. Gut ist es, sich zusätzlich therapeutischen Gruppen anzuschließen, die sich auf Morbus Bechterew spezialisiert haben. Auch die Bewegungstherapie in warmem Wasser wird als sehr wohltuend empfunden.

Häufig ist der Einsatz von Schmerzmitteln nötig, um überhaupt sportlich aktiv sein zu können und die Steifheit zu lindern. Hierzu werden Schmerzmittel aus der Gruppe der nichtsteroidalen Antiphlogistika *(NSAR, Mittel gegen Schmerz und Entzündung)* eingesetzt. Eingesetzt werden beispielsweise Naproxen, Diclofenac, Ibuprofen und Indometacin. Neben der Schmerzreduktion wird inzwischen bei diesen Medikamenten auch eine Schutzwirkung hinsichtlich der Umbauvorgänge am Knochen vermutet, weswegen die rheumatologischen Fachgesellschaften die regelmäßige Einnahme von NSAR über eine längere Zeit für Patienten mit persistierender Krankheitsaktivität empfehlen.

Arthrose

Die Arthrose ist die häufigste Gelenkerkrankung. Im Gegensatz zur Arthritis ist sie zunächst eine nichtentzündliche Erkrankung. Sie entsteht durch einen fortschreitenden Gelenkverschleiß (Degeneration). Dieser kann sich aufgrund fortgeschrittenen Alters oder auch als Folge eines Unfalls oder einer langen Fehlbelastung manifestieren.

Gerade deshalb ist es so wichtig, Fehlstellungen der Knochen/Gelenke bei Kindern frühzeitig zu erkennen und zu behandeln. Auch Fehlstellungen aufgrund von Blockierungen und Verspannungen sollten behandelt werden, um eine dauerhafte Fehlbelastung zu verhindern.

Werden Fehlstellungen und Unfallfolgen nicht behandelt, kann es zu Reibungsbewegungen im Gelenk kommen, die nicht vorgesehen sind. Der Knorpel, der die Gelenkflächen der Knochen bildet, wird über die Jahre mehr und mehr abgerieben, sodass schließlich die Funktion des Gelenks schlechter wird. Es kommt zu einer krankhaften Rückbildung des Knorpels und damit zu einer Abnahme der Gleitfähigkeit des Gelenkes. Da die Knorpelschicht keinerlei sensible Nervenendigungen (Schmerzfühler) enthält, sind Schäden am Knorpel immer erst wahrnehmbar, wenn die Defekte bereits bis zu der unter dem Knorpel liegenden Knochenschicht reichen. Die Knochenhaut *(Periost)* ist sehr schmerzempfindlich.

Typisch ist ein schleichender, fast unbemerkter Beginn der Erkrankung.

Die Patienten klagen über einen sogenannten »**Anlaufschmerz**«: Es tut immer am Beginn einer Bewegung weh. Leider kommt es im Verlauf häufig zu anhaltendem Belastungsschmerz und unbehandelt auch zum Dauerschmerz in Ruhe.

Von einer aktivierten Arthrose spricht man, wenn das Gelenk zudem geschwollen ist. Nicht selten sind in diesem Stadium auch die Muskeln um das Gelenk verspannt, und es kann zu Entzündungen um das Gelenk kommen.

Über drei Millionen Menschen haben in Deutschland bereits wegen ihrer Arthrose ein künstliches Gelenk erhalten. Mithilfe einer wirksamen naturheilkundlichen Behandlung können Sie jedoch eine Verzögerung des Krankheitsgeschehens und eine Funktionsverbesserung der Gelenke erreichen. Ziel der Therapie ist es, die Knorpelzerstörung aufzuhalten, die Schmerzen zu lindern und die Beweglichkeit so gut es geht zu erhalten. Hierzu werden Schmerzmittel und nicht selten auch Kortison-Präparate gegeben. Aber auch die Physiotherapie und die physikalische Therapie spielen bei der schulmedizinischen Behandlung eine immer größer werdende Rolle.

Die chronische Entzündung

Entzündungen sind zunächst nichts Krankhaftes. Sie stellen eine normale, gesunde Reaktion des Körpers auf einen Reiz von außen dar. Dieser Reiz kann durch Bakterien, Viren, Scherkräfte oder Verletzungen hervorgerufen sein und setzt dann eine Reihe von Reaktionen im Körper in Gang. Die Entzündung zeigt zunächst nur an, dass das Immunsystem eine Abwehrreaktion eingeleitet hat und der Heilungsprozess in vollem Gange ist.

Der Körper schickt spezielle Abwehrzellen und Botenstoffe in das betroffene Areal, die zu einer erhöhten Durchlässigkeit und vermehrten Durchblutung vor Ort führen.

Der komplizierte Prozess, der sich nun im Körper abspielt, wird häufig für uns sichtbar, wenn die betroffene Stelle warm, gerötet und geschwollen erscheint. Ein Feuer wurde von unserem Körper entfacht, um das verletzte Areal zu reinigen. Wenn dann im nächsten Schritt die Reparatur-vorgänge beginnen, werden vermehrt Schmerzbotenstoffe entsandt *(Prostaglandine, Bradykinin, Histamin)*. Sie sollen uns zur Achtsamkeit ermahnen, indem der Prozess uns durch das Auftreten von Schmerzen bewusst wird.

Enzyme dienen dann im nächsten Schritt dazu, diese Botenstoffe wieder aufzulösen, sodass auch der Schmerz abklingen kann; das Feuer wird gelöscht.

Warum aber werden manche Entzündungen chronisch? Der komplizierte Prozess der Abwehrreaktion kann außer Kontrolle geraten, wenn das Immunsystem überreagiert. Dann kann es passieren, dass die aktivierten Zellen überschießend reagieren und körpereigenes Gewebe angreifen und zerstören. Die sonst so gut ineinandergreifenden Funktionen geraten aus der Balance. Es herrscht Chaos im System. Was bleibt, ist ein Schwelbrand, der den Organismus fortwährend schwächt und ihm Energie entzieht.

Was schwächt unser Immunsystem?

Wir wissen heute, dass unser Immunsystem großartig, aber auch sehr komplex ist. Es kann geschwächt werden durch unsere Ernährung, durch unsere Lebensweise (wenig Bewegung, wenig Schlaf), durch Giftansammlungen im Körper oder durch bereits bestehende Erkrankungen. Auch Allergien führen nicht nur zur typischen allergischen Reaktion, sondern können auch chronische Entzündungsprozesse entfachen. Einen weiteren Risikofaktor für chronische Entzündungen stellt das Bauchfett dar. In den prall gefüllten Fettzellen werden entzündungsfördernde Hormone produziert und dann über das Blut im gesamten Organismus verteilt.

Wichtig zu wissen ist, dass auch optisch schlank wirkende, aber untrainierte Menschen einen relativ zu hohen Anteil an Bauchfett haben können. Aus dem Forschungsbereich der Psycho-Neuro-Immunologie haben wir inzwischen auch gute Erkenntnisse darüber, wie Stress eine Entzündung im Körper unterhält.

DAS PROBLEM IST KOMPLEX, ABER DESHALB HABEN SIE AUCH VIELE MÖGLICHKEITEN, IHR IMMUNSYSTEM ZU UNTERSTÜTZEN:

+ Das Bauchfett minimieren, denn weniger Bauchfett hilft, die Entzündung zu lindern.
+ Allergische Reaktionen minimieren, denn Allergien können Entzündungen entfachen.
+ Den Darm stärken, denn 80 Prozent unseres Immunsystems befindet sich im Darm. Basen- und vitalstoffreiche Ernährung, Fasten und Einläufe können den Darm stärken.
+ Die Übersäuerung angehen (Ernährungsumstellung), denn in einem sauren Körpermilieu gedeiht die Entzündung.
+ Unerwünschte freie Radikale minimieren, denn auch sie unterhalten eine Entzündung. Sie entstehen zum Beispiel durchs Rauchen, durch Stress oder falsche Ernährung.
+ Nach unerkannten Entzündungsherden im Körper fahnden, denn auch sie können die chronische Entzündung unterhalten (z. B. Zahnwurzeln, Nasennebenhöhlen, Bauchraum).
+ Chronische Überlastungen, körperlich und seelisch , minimieren.

Mit dem Begriff »Krankheitsaktivität« wird das Ausmaß der entzündlichen Aktivität beschrieben. Sie kann grundsätzlich sowohl durch die klinische Untersuchung als auch durch Laborparameter oder durch Bildgebung evaluiert werden. Nicht zuletzt ist auch ihr ganz persönliches Gefühl zur Einschätzung der Krankheitsaktivität sehr wichtig.

Oder ist doch alles die Psyche?

Warum bei manchen Menschen im Blut Faktoren auftreten, die sich gegen den eigenen Körper richten, ist bis heute nicht befriedigend geklärt.

Vieles spricht aber dafür, dass Autoimmungeschehnisse in irgendeiner Form eine Verbindung zur seelischen Verfassung haben. Eine recht neue Forschungsrichtung, die Psycho-Neuro-Immunologie beschäftigt sich mit dem Einfluss von Stress auf das Immunsystem.

In der Literatur wird die Persönlichkeit des typischen Rheumatikers heute etwa so beschrieben, wie im Folgenden dargestellt. Das ist natürlich nicht unproblematisch, wie alle Verallgemeinerungen. Schließlich ist jeder Mensch einzigartig. Trotzdem – vielleicht finden Sie sich in Teilen der Beschreibung wieder. Der typische Rheumatiker ist nach dieser Beschreibung ruhig, bescheiden, selbstaufopfernd, unreif, perfektionistisch, gespielt selbstsicher, und Gefühle können nur schwer geäußert werden. Es besteht eine nach innen gerichtete gehemmte Feindseligkeit. Interessanterweise hat der deutsche Internist und Stoffwechselforscher Leopold Lichtwitz schon 1913 ganz ähnliche Beobachtungen gemacht. Er schreibt: »An rheumatoider Arthritis erkrankte leidende Menschen sind außerordentlich angenehme Patienten; wenn sie in einer Klinik sind, sind sie bei Ärzten und Krankenschwestern gleichermaßen beliebt – wegen ihrer geduldigen und kooperativen Art.«

Wir können diese Beobachtungen häufig bestätigen. Und auch auf die Gefahr hin, dass einige Leserinnen und Leser nichts davon hören wollen, ist eines klar: Eine schwere Krankheit bringt Leid mit sich. Und wer Leid ertragen muss, wird irgendwann traurig, verzweifelt und auch mal aggressiv. Dies sind Gefühle, die Sie nicht verbergen müssen. Sie dürfen und sollen sie in Mimik, Gestik und Sprache ausdrücken. Wenn Sie das nicht tun, bleiben die negativen Gefühle im Körper und werden dort gespeichert. Das unbemerkte Speichern von negativen Gefühlen führt einerseits zur Anspannung der gesamten Muskulatur, wodurch sich die Situation an den Gelenken weiter verschlechtert, und begünstigt andererseits die Entstehung psychosomatischer, autoaggressiver Erkrankungen.

Wenn wir die rheumatischen Erkrankungen wirklich ganzheitlich betrachten möchten, darf dieser Punkt nicht unerwähnt bleiben. Im Ayurveda spricht man von Rheuma als dem »See der erstarrten Tränen«. Die Psyche ist nicht nur an der Manifestation der Erkrankung beteiligt, Veränderungen an den Gelenken und Organen hinterlassen auch Spuren im seelischen Leben.

Dieses neue Wissen tut mir gut:

....

....

....

Zusammenfassung

Wir wissen heute, dass sich bereits die Angst vor einer zunehmenden Einschränkung der Beweglichkeit und damit verbunden die Sorge, zukünftig abhängig zu sein von der Hilfe durch Angehörige, Therapeuten und Ärzte, negativ auf den Verlauf der Erkrankung auswirken kann. Hinzu kommt der Schmerz, dem Sie sich vielleicht manchmal hilflos ausgeliefert fühlen.

Bleiben Sie selbstbestimmt und kompetent in Bezug auf Ihre Erkrankung. In den folgenden Kapiteln bekommen Sie konkrete Anleitungen zu naturheilkundlichen Selbsthilfestrategien, mit denen Sie den Schmerz, die Krankheitsaktivität und die Krankheitsverarbeitung positiv beeinflussen.

Sie können die oben beschriebenen Erkrankungen sehr gut selbst beeinflussen. Und alle Verfahren, die wir Ihnen vorstellen, sind nebenwirkungsarm, relativ preisgünstig und werden auch von der Schulmedizin befürwortet.

Der eine sieht nur Bäume – Probleme dicht an dicht.
Der andere Zwischenräume – und das Licht.

Freuen Sie sich auf die vielen Möglichkeiten, die Sie kennenlernen werden.

Sie müssen nicht alles ausprobieren und keine einengenden Therapiepläne einhalten. Probieren Sie aus, was Ihnen guttut, und wenn es hilft, werden Sie Zeit dafür finden.

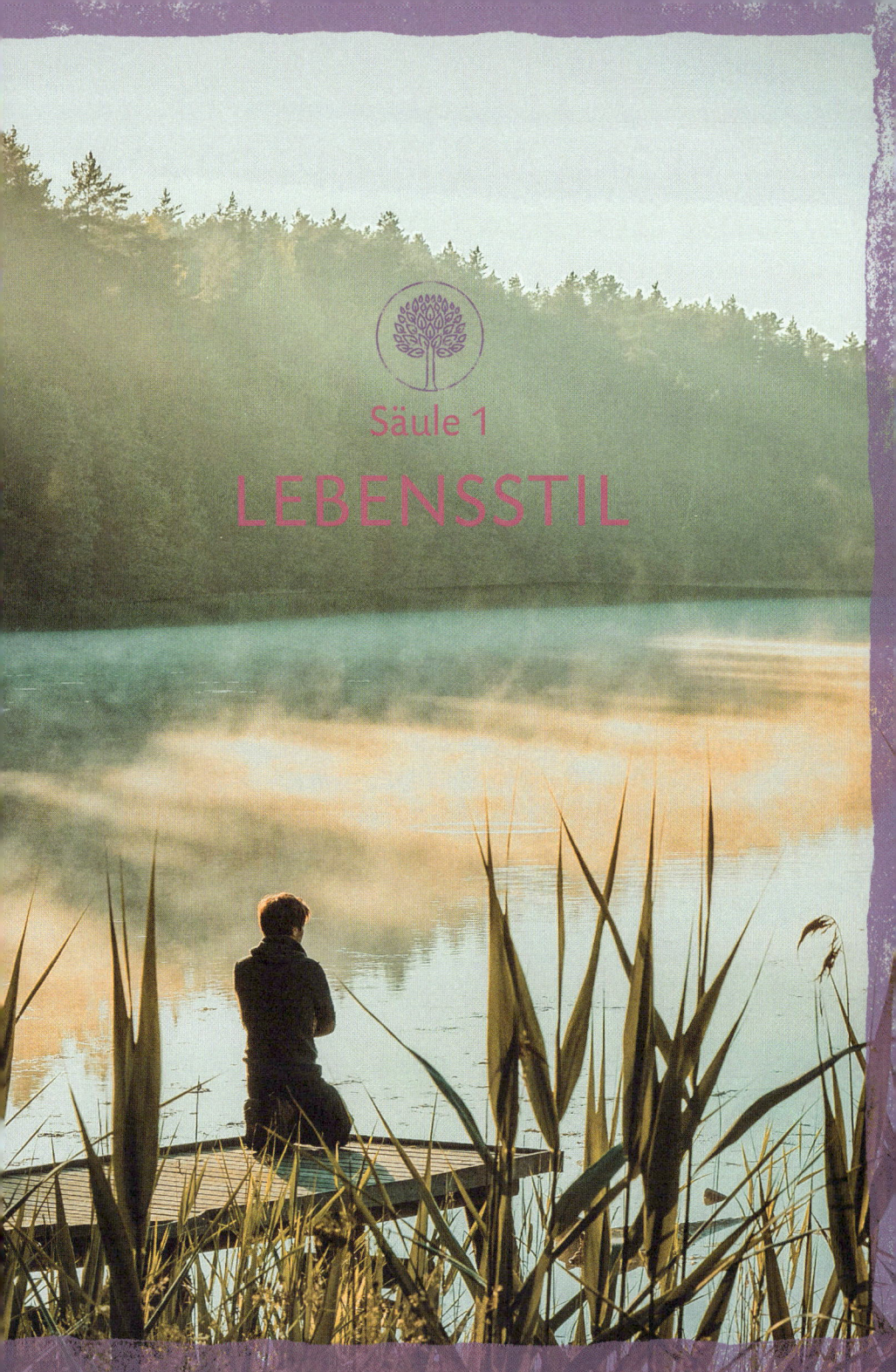

Säule 1

LEBENSSTIL

Umgang mit Anspannung und Stress

Vielleicht fragen Sie sich: Was haben meine Beschwerden mit meinem Lebensstil zu tun? Die Antwort: Mehr, als Sie denken. Denn Stress begünstigt Entzündungen und Schmerzen.

Studien belegen, dass bis zu 80 Prozent der Ursachen für Gesundheitsprobleme im stressbezogenen Bereich zu finden sind. Auch wie das Stressgeschehen den Gesamtorganismus beeinflusst, ist zu einem guten Teil erforscht. Ist kurzzeitiger Stress noch belebend, führt langfristiger (chronischer) Stress meist zu ungünstigen Wechselwirkungen, die einen Heilungsprozess erschweren oder gar verhindern. Das gilt für alle Bereiche der Gesundheit – ein besonders deutliches Beispiel ist der beeinträchtigte Schlaf. Aber obwohl diese Zusammenhänge bekannt sind, ist eine Anti-Stress-Medizin noch immer nicht selbstverständlicher Teil der Behandlungskonzepte, sondern »Zukunftsmusik«. Die *Mind-Body-Medizin* hilft, diese Lücke zu schließen, indem sie Handlungsempfehlungen auf dem Boden neuester Forschungserkenntnisse u. a. aus der Psycho-Neuro-Endokrino-Immunologie entwickelt und darstellt. Hinter diesem Wortungetüm verbirgt sich eine Verbindung aus Psychologie und Nervenheilkunde, Erkenntnissen über unser Drüsen- und Hormonsystem und über unser Immunsystem.

Stress – Muskeln – Gelenke

Über ein Sinnesorgan, z. B. den Tastsinn (Sie schwimmen im Meer, etwas Großes streicht an Ihrem Bein entlang), erreicht ein Stressauslöser – ein sogenannter Stressor – das zentrale Nervensystem. Nach Sekundenbruchteilen, in denen eine vorbewusste Sortierung in gefährlich/nicht gefährlich stattfindet, geht daraufhin »die Post ab«. Und zwar geschätzte 50-mal am Tag! Zuerst erreicht die Nachricht die Muskulatur, mit der Folge, dass sich die Muskelspannung erhöht. Eine erhöhte Muskelspannung führt automatisch zu mehr Zug und/oder Druck auf die Sehnen und Gelenke. Das kann Gelenkschmerzen verstärken und die Beweglichkeit mindern. Neben der Wahrnehmung, der Muskelanspannung und der Bewertung erfolgt auch eine emotionale Reaktion, und das endokrine System (Drüsen bzw. Hormone) wird eingeschaltet: *Adrenalin, Noradrenalin, Insulin, Glukagon,* dann auch *Corticoide* rauschen ins Blut, das Herz-Kreislauf-System fährt hoch, Arterien verengen sich, der Atem stockt bzw. geht schneller und flacher. Haut, Schleimhaut und innere Organe werden weniger gut durchblutet, denn das Blut mit seinem Sauerstoff und den Energie spendenden Nährstoffen wird in den großen Muskeln benötigt. Also nicht in der Körpermitte (Magen, Darm, Leber, Milz, Nieren …), sondern in den Armen und Beinen. *Fight or flight, kämpfen oder fliehen* heißt das Prinzip, dem in der Stressreaktion alles andere untergeordnet wird. Kämpfen oder fliehen, das heißt: schlagen (Arme) oder weglaufen (Beine). Und diese Reaktionen sind uns seit uralten Zeiten fest einprogrammiert. Im Ernstfall ermöglicht dieses Programm herausragende Leistungen und kann lebensrettend sein – auch heute noch.

Doch diese Medaille hat wie so ziemlich alles zwei Seiten: Wenn die Mobilmachung mehr oder weniger zum Dauerzustand wird, weil chronischer Stress vorherrscht, kann dies Befindlichkeitsstörungen bis hin zu ernsthaften Erkrankungen bewirken. Denn: Der Organismus wird für Handlung/Aktion gerüstet. Erfolgt diese nicht, was geschieht dann mit der bereitgestellten Energie, mit der erhöhten Muskelspannung usw.? Im Dauerstress schmoren wir quasi im eigenen Saft. Das wirkt sich aus auf Stimmung, Denken, körperliche Verfassung und Verhalten.

Was das alles mit Rheuma und Arthrose zu tun hat? Bei Dauerstress sind die Muskeln über Monate oder gar Jahre selbst im Schlaf angespannt. Sie büßen ihre Geschmeidigkeit ein, die Leistungsfähigkeit nimmt ab, die Muskelhüllen (Faszien) verfilzen regelrecht, die Muskulatur verhärtet und verkürzt sich. (Die Faszien sind mit Rezeptoren ausgestattet, die auf Stresssubstanzen reagieren.) Außerdem presst der erhöhte Druck die Gelenkflächen aneinander, was die Durchblutung verschlechtert. Dies gilt als eine wesentliche Erklärung zur Entstehung einer Arthrose.

Natürlich *wissen* Sie, dass es in alltäglichen stressigen Situationen nicht um Leben oder Tod geht. Wissen ist aber Großhirn, und wir besitzen alle auch ältere Gehirnareale, die diese Unterscheidungsfähigkeit nicht haben und ihr Programm unbewusst weiter in uns abspulen. Da ähnelt der wütende Autofahrer nebenan doch sehr dem hungrigen Bären, der Sie als zweites Frühstück oder zum Abendessen verspeisen möchte …

Was Sie dagegen tun können? Sie brauchen zweierlei: Zum einen Bewegung als Ventil, weil dadurch der ganze »Stresscocktail« abgebaut und Energie verbrannt werden kann. Zum anderen umfasst eine heilsame Gegenregulation aber auch aktive Entspannung. Wird beides berücksichtigt, dann kann sich das gesamte System regenerieren.

Ein Grundproblem ist, dass teilweise die Wahrnehmung für An- und Verspannung abhandengekommen ist. Sie wird überlagert vom alltäglichen Überlebensk(r)ampf. Diese Fähigkeit können Sie sich zurückerobern, indem Sie regelmäßig ein Entspannungsverfahren anwenden, z. B. die *progressive Muskelentspannung (PME)*. Die Rheuma-Liga stellt eine Entspannungs-App zur Verfügung. Auch auf den Homepages vieler Krankenkassen finden Sie kostenlose Downloads verschiedener Methoden, Sie können also ausprobieren, was Ihnen liegt, womit Sie zurechtkommen und was für Sie funktioniert.

Wichtig ist dabei, dass Sie üben, wenn bzw. solange es Ihnen relativ gut geht. Das Üben fällt leichter, wenn Sie keine oder nur leichtere Schmerzen haben. Dann wird es auch in einer schlechteren Verfassung eher möglich sein und Ihnen Linderung verschaffen können.

Bei der PME geht es um Rückkopplungseffekte der Muskulatur auf das Spannungslevel des zentralen Nervensystems. Dazu spannt man die Muskeln zunächst an und löst sie dann ganz bewusst. Da sie am Körper ansetzt, ist die PME eine der *Bottom-up*-Methoden (von »unten« = Muskeln, nach »oben« = Gehirn). Menschen, die mit Aktivität vertrauter sind als mit Passivität, fällt der Zugang zur PME meist leichter. Denn während der PME darf man ein kleines bisschen aktiv bleiben.

Gehören Sie zu diesen Menschen? Testen Sie dennoch auch andere Methoden. Oft ist es nämlich so, dass nach anfänglichen kleinen Barrieren der Nutzen der ungewohnten Methoden umso größer ist. Vermutlich, weil man sein übliches Muster verlässt und sich dadurch weiterentwickelt. Auch der Gesamtorganismus lernt hinzu, der Leib macht neue Erfahrungen und kann sie besser einordnen. Autogenes Training und Fantasie-reisen sind *Top-down*-Methoden, vom Geist zum Körper. Achtsamkeits- und Meditationsübungen nehmen eine Zwischenstellung ein.

In jedem Fall ist regelmäßiges Üben ein ganz wichtiger Faktor. Zur Orientierung: Aus der Lernpsychologie weiß man, dass ein Erwachsener plus/minus 40 Wiederholungen benötigt, bevor er sich etwas Neues angeeignet hat. Will sagen: Erst wenn Sie eine Entspannungsübung 40-mal gemacht haben, können Sie beurteilen, ob sich erwünschte Wirkungen einstellen. Ein Monat hat etwa 30 Tage. Das bedeutet: Sie brauchen knapp 1,5 Monate fast täglichen Übens, bevor Sie fundiert entscheiden können, ob Entspannung hilft. Wer die Geduld aufbringt, sodass die Übungen verinnerlicht werden, profitiert auf lange Sicht. Oft muss man nicht so lange warten: Viele unserer Patientinnen und Patienten stellen bereits nach zwei Wochen fleißigen Übens einen deutlichen Fortschritt fest.

NOCH EIN ANLIEGEN

Eine wichtige Vorhersagevariable für unsere Lebenszufriedenheit ist unsere sexuelle Gesundheit. Natürlich ist das bei Rheuma-Patienten nicht anders. Sexualstörungen sind für Rheumatiker aber ein großes Problem. Schmerzen, Bewegungseinschränkungen, Nebenwirkungen von Medikamenten und ein reduziertes Allgemeinbefinden mit oftmals lähmender Erschöpfung verhindern häufig ein unbeschwertes Sexualleben. Es ist uns wichtig, Ihnen an dieser Stelle Mut zu machen, auch mit dieser Thematik das Gespräch zu suchen. Vielleicht wird Ihr Hausarzt sie nicht selbst ansprechen, aber die meisten Ihrer Probleme können gelöst werden. Es gibt viele Broschüren, in denen Sie sehr praktische Tipps erhalten, wie ein schmerzloses Sexualleben trotz Rheuma möglich ist. (Schauen Sie auf den Seiten der Deutschen Rheuma-Liga.) Manchmal hilft ein Medikamentenwechsel, in anderen Fällen kann auch die Überweisung zu einem Sexualmediziner sinnvoll sein. Fassen Sie sich ein Herz und sprechen Sie mit Ihrem Arzt. Sie sind mit Ihren Fragen nicht allein, und Sie werden sich wundern, welche Möglichkeiten es gibt.

Was kennzeichnet Entspannung?
Woran erkenne ich einen entspannten Zustand?

+ ruhiger, gleichmäßiger Puls/Herzschlag
+ mittlere Blutdruckwerte/optimale Herzfrequenzvariabilität
+ ruhige, leicht vertiefte Atmung
+ gelöste Muskulatur/Muskelspannung sinkt
+ Gefühl von Ausgeglichenheit/Ruhe/Gelassenheit
+ problemlösendes/kreatives Denken ist möglich
+ wohlwollendes Denken über sich selbst und andere ist möglich

Meine ganz individuellen Anzeichen, wenn ich entspannt bin:

....

....

Was sind für mich häufige/sehr häufige Stressfaktoren?

+ mein Beruf/Chef/Kolle-gen ...
+ meine Familie: Mann/Frau/Kinder/Eltern
+ mein Weg zur Arbeit
+ meine Ernährung
+ Lärm
+ Schlafmangel
+ Bewegungsmangel
+ die Nachbarn
+ finanzielle Sorgen
+ Rauchen

Meine ganz persönlichen Stressfaktoren:

....

....

Welche davon wären veränderbar?

....

Welche Reaktionen auf stressige Situationen/stressige Gedanken kennen Sie von sich?

Verhalten

vermehrter Genussmittelkonsum, weinen, herumschreien, »einge-schnappt« sein, »Aufschieberitis«

....

Körper

Bluthochdruck, Schmerzen, Verdauungsbeschwerden, Schlafstörungen

....

Gefühle

Traurigkeit, Panik, Aggression

....

Stressbewältigung hat immer auch eine mentale Ebene. Psychologen sagen dazu »stressverschärfende Gedanken«. Kaum jemand ist davon frei. Auch hier können Sie ansetzen. Am Anfang der Veränderung steht die Feststellung des Istzustandes. Analysieren Sie:

Zu welchen stressverschärfenden Gedanken neigen Sie? Beispiele wären: »O nein, es wird wahrscheinlich noch schlimmer als beim letzten Mal, blöder Mist.« – »Wie kann man nur so blöd sein?!« – »Wenn ich jetzt nicht schlafen kann, dann schaffe ich das morgen nicht.« – und so weiter. Besonders begabte Menschen malen sich die schlimmsten Vorstellungen in Bildern aus; »Kopfkino« nennen das unsere Patienten.

Denken Sie nach: Welche Gedanken würden Sie in Ihre Kraft bringen, Sie in Ihrem Tun unterstützen, Ihnen guttun? (Beispiel: »Ah, okay, beim letzten Mal war es knifflig/doof/aussichtslos, aber jetzt verfüge ich über zusätzliche Mittel/Methoden/Kenntnisse. Mal ausprobieren, was jetzt hilft.«)

Ausgleich ist wichtig

Stress ist nicht per se schädlich! Man kann ein hohes Stresslevel durch positiven Ausgleich modulieren.

WELCHE AUSGLEICHSMÖGLICHKEITEN RÄUMEN SIE SICH EIN?

+ gehe zum Yoga/Qigong/ Tai-Chi
+ koche mir etwas Gutes
+ höre Musik
+ Solebad- oder Saunabesuch
+ singen/musizieren
+ Naturbeobachtung

+ verabrede mich mit einer guten Freundin oder führe ein aufbauendes Telefongespräch
+ genieße ein Wannenbad
+ gehe im Wald spazieren
+ mache eine Entspannungsübung
+ lesen
+ Tagebuch schreiben

....

....

....

Unterstreichen Sie Ihre/Ihren Favoriten oder markieren Sie sie/ihn mit einem Textmarker und ergänzen Sie Ihre ganz individuelle Methode.

. . . .UND DARAUF SOLLTEN SIE ACHTEN. . . .

Setzen Sie sich nie mit Ihrem neuen Gesundheitsverhalten unter Druck! Stressbewältigung muss nicht perfekt organisiert sein. Es soll ja nicht neuer Stress aufgebaut werden. Fragen Sie sich immer wieder: »Tut mir das jetzt gut?« Oftmals ist unsere Haltung zu einer Sache, also *wie* wir etwas tun, noch wichtiger, als *was* wir tun.

Bestandsaufnahme

Meine Entspannungsmethode:

....

Wie ging es mir vorher?

....

....

Wie ging es mir nachher?

....

....

Was habe ich noch ausprobiert?

....

So geht es mir jetzt:

....

....

....

Dos & Don'ts

+ Verlangen Sie nicht von sich, einfach einen Schalter umzulegen. Ein bewussterer, gesünderer, vielleicht auch freundlicherer Umgang mit sich selbst ist ein wertvolles Ziel, das nicht an einem Tag erreicht werden kann. Geben Sie sich Zeit. Vielleicht steht Ihnen der Aufbruch in ein neues Leben bevor.
+ Machen Sie sich bereit, Neues in Betracht zu ziehen, ohne sich damit bereits wieder neuen Druck zu schaffen.
+ Konzentrieren Sie sich auf leicht nachvollziehbare Übungen/ Verhaltensweisen.
+ Gestatten Sie sich, ein Mensch zu sein und kein Wundertier. Das ehrliche Bemühen ist genug, schinden Sie sich nicht.
+ Und machen Sie eine Pause, bevor Sie sie nötig haben. Merke: »Zu viel ist wie zu wenig.«

Kennen Sie das »Gelassenheitsgebet«?

»Gott gebe mir die Kraft, Dinge zu ändern, die ich ändern kann, die Gelassenheit, die Dinge anzunehmen, die ich nicht ändern kann, und die Weisheit, das eine vom anderen zu unterscheiden.«

Das will ich ausprobieren:

....

....

....

....

Vorher:

....

....

Nachher:

....

....

Mein Meilenstein

Was habe ich erreicht?

Kennen Sie Ihre ganz persönlichen Auslöser für Stress? Kennen und erkennen Sie Ihre Stresssignale? An welchen Stressfaktoren können Sie »schrauben«? Mit welchen wollen Sie – so gut wie möglich – leben lernen? Nutzen Sie mentalen Spielraum/die Macht der Gedanken? Räumen Sie sich Ausgleichsmöglichkeiten ein? Verurteilen Sie sich weniger – entwickeln Sie Verständnis für sich und Ihre Lebenssituation, entdecken Sie die wohltuende Energie des Selbstmitgefühls (nicht zu verwechseln mit Selbstmitleid)? Machen Sie Entspannungsübungen?

Achtsames Selbstmitgefühl – Nein sagen lernen

Wenn ein NEIN auf bestimmte Anfragen manchmal wichtig wäre und dennoch nicht ausgesprochen werden kann, wenn Ihnen längst klar ist, dass Sie sich selbst zugunsten anderer überstrapazieren, dann brauchen Sie seelisches Selbstbehauptungstraining, z. B. in Form eines Kurses »Achtsames Selbstmitgefühl« oder in Form einer lösungsorientierten (Körper-)Psychotherapie (z. B. HAKOMI). Konfliktfrei durchs Leben zu gehen wird auch mit diesen Methoden nicht ohne Weiteres gelingen, aber Sie werden die Erleichterung spüren. Sie sollen ja auch keine Revolution starten; sozialverträgliche kleine Veränderungen bewirken sofort spürbare Entlastung und können sich positiv auf Ihr Befinden auswirken.

Das will ich ausprobieren:

....

RISIKOFAKTOR RAUCHEN

Für Raucherinnen und Raucher ist die Zigarette ein vermeintlicher Ausgleich in stressigen Zeiten. Jedoch zeigen Studien klare Zusammenhänge zwischen Rauchen und Arthritis. Rauchen gilt inzwischen als unabhängiger Risikofaktor für die CCP-positive rheumatoide Arthritis, da es entzündliche Vorgänge verstärkt. Man vermutet heute, dass die Bildung von CCP-Antikörpern in der Lunge angesiedelt ist und wesentlich durch das Rauchen initiiert wird. Dass freie Radikale, die beim Rauchen entstehen, eine chronische Entzündung verschlechtern, ist schon lange bekannt. Einer von fünf Behandlungsfällen bei Rheuma und Arthrose könnte ohne Rauchen verhindert werden! Etwa zehn Jahre nach dem Aufhören ist das Risiko wieder normal. Wenn Sie den Rauchstopp schaffen, verbessert sich auch das Ansprechen auf Ihre Rheuma-Medikamente!

Vier Wege zur Stressbewältigung

1 *Stressauslöser beseitigen bzw. verringern (instrumentelle/pragmatische Stressbewältigung).* Dazu zählen z. B. das Delegieren von Aufgaben (auch wenn es dann nicht so perfekt erledigt wird ;-), sich Unterstützung holen, um Entlastung bitten, Hilfe annehmen, klärende Gespräche, lösungsorientiertes Herangehen usw.

2 *Stresssituationen souveräner bewältigen (mentale Stressbewältigung).* Dazu die »inneren Antreiber« identifizieren: Beeil dich, streng dich an, sei immer nett, sei perfekt bzw. du darfst keinen Fehler machen ... Einmal erkannt, können Sie neutralisierende Gegensätze (er-)finden. Diese wirken wie eine mächtige Affirmation als »Gegengift« und schwächen Stressreaktionen ab. Humor hilft ebenfalls.

3 *Stressreaktionen ausgleichen (regenerative Stressbewältigung).* Entspannung, Bewegung, gesunde Ernährung, ein Hobby, Zuwendung ... all dies stärkt Ihre Widerstandskraft gegen Stress. Wie stark unser System auf Stress reagiert, können wir modulieren. So eignen wir uns eine verbesserte Stresstoleranz an.

4 *Aktives Selbstmanagement.* Hier lautet die Frage nicht nur: »Welche Aufgaben muss ich schaffen?«, sondern auch: »Was ist mir (wirklich) wichtig, und wie möchte ich mein Leben/meine Arbeit/meine Freizeit gestalten?« Und was braucht es, um dieses Ziel zu erreichen oder ihm zumindest näherzurücken? Effizientes Selbstmanagement umfasst auch Energiemanagement, also den bewussten Umgang mit »Energietankstellen« und »Energieräubern«.

Sechs kleine Pausen für den Alltag

1 Mit einem Faszien- oder Tennisball die **Muskulatur beleben** (im Liegen sowie im Stehen an einer Wand). Anschließend mit der jeweils andersseitigen Hand den Schultermuskel und den Nacken massieren/kneten. Dieser obere Teil des Trapezmuskels wird nicht umsonst als »Stressmuskel« bezeichnet. Er ist dankbar für Zuwendung, z. B. in Form von Wärme.

2 **Der kleine Bär:** Auf dem Rücken liegend Arme und Beine in die Luft bzw. Richtung Zimmerdecke heben und in dieser Position die Fuß-, Knie-, Hüft-, Arm-, Hand- und Fingergelenke lösen. Abschließend genüsslich räkeln.

3 Schenken Sie sich selbst eine **Handmassage.** Ein bis zwei Tropfen eines qualitativ hochwertigen ätherischen Öles (schmerzlindernd wirken z. B. Nelke oder Tonka, durchblutungsfördernd Rosmarin oder Wacholder, entzündungshemmend Eukalyptus, Kamille oder Lavendel) in ein kleines Gefäß geben, circa einen Teelöffel Jojobaöl (Olivenöl geht auch) dazugeben und vermischen. Jeweils mit der anderen Hand etwas von der Ölmischung auf der Hand verteilen und die Finger von der Spitze zur Handwurzel hin ganz leicht einmassieren. Gehen Sie intuitiv vor, mit so wenig oder so viel Druck, wie es angenehm ist. Die Hand, die massiert wird, ruht derweil auf einem weichen Handtuch. Handinnenfläche, Handrücken, die Seiten und die Daumen massieren. Die Häute zwischen den Fingern nicht vergessen. Anstelle des Öles kann auch Arnikasalbe verwendet werden. Diese Massage, die man auch sehr schön einem anderen Menschen schenken oder sich schenken lassen kann, wirkt beruhigend und entspannend.

4 **Den Körper von Kopf bis Fuß dehnen,** zunächst nach oben, so weit es geht (Sterne vom Himmel pflücken), dann auch seitlich und schließlich nach vorne und auch nach unten (achten Sie beim Dehnen nach vorne und nach unten darauf, keinen Buckel zu machen). Behutsam aufrichten. Wiederholen. Übrigens: Jede beliebige Yoga- oder Qigong-Übung, bewusst ausgeführt, kann zur täglichen Pauseninsel werden. Bewusstes, schlichtes Dehnen ist aber eine besondere Wohltat für die Sehnen und die Faszien!

5 Besteht die Möglichkeit, in die **Natur** zu gehen? Einen Baum zu betrachten, vielleicht auch zu berühren? Nutzen Sie sie! Sollte dies nicht möglich sein, so kann es schon helfen, Bilder von Bäumen anzuschauen. Die **Waldmedizin** belegt die beruhigende und schmerzlindernde Wirkung, die bereits durch die Vorstellung der Walderfahrung in uns angeregt wird. Echtes »Waldbaden« (japanischer Begriff) wirkt noch intensiver durch die Substanzen, die die Bäume in die Luft abgeben.

6 **Lernen Sie, wieder bewusst natürlich zu atmen,** wie man es bei kleinen Kindern schön beobachten kann: Lassen Sie mit der Einatmung den Bauch bewusst nach außen wölben und ziehen Sie ihn mit der Ausatmung langsam wieder zurück. Das Zwerchfell geht beim Einatmen nach unten. Dadurch erhalten die Lungen mehr Raum zur Aufnahme von Atemluft. Beim Ausatmen geht es wieder zurück, sodass eine rhythmische Auf-und-ab-Bewegung die inneren Organe sanft massiert. Anfangs ist es im Liegen am leichtesten: die Hände auf den Bauch legen und das Auf und Ab spüren und beobachten. Gönnen Sie sich mindestens zehn schöne, tiefe Atemzüge. Das ist auch gut für den Säure-Basen-Haushalt, da vertieftes Atmen die Abatmung von Kohlensäure fördert.

Das hat mir gutgetan:

....

....

....

....

Zusammenfassung

Ob Sie sich leicht nachvollziehbare Übungen aneignen wie die progressive Muskelentspannung oder eher kontemplative Methoden bevorzugen wie das autogene Training oder Meditation, ist nicht ausschlaggebend. Wichtig ist es, bewusste Auszeiten für Körper und Psyche herbeizuführen und in den Alltag einzubauen. Sie haben ein Recht darauf! Erst recht, wenn Sie für andere sorgen. Dann sorgen Sie nämlich gleichzeitig dafür, dass Sie so lange wie möglich in der Verfassung zum Helfen bleiben.

Werden Sie aktiv in eigener Sache, dann müssen Sie nicht tatenlos auf den nächsten Termin beim Spezialisten warten. Raus aus der Hilf- und Hoffnungslosigkeit durch Eigeninitiative! Lernzone statt Komfortzone! Sie werden sich wieder stärker als Person wahrnehmen und nicht nur als Rolle mit bestimmten Funktionen. Neben der Pflichterfüllung auch Spaß haben, spielerisch handeln – das tut gut.

Wie ist es um die Balance in Ihrem Leben bestellt? Stimmt die Verhältnismäßigkeit? Sozialkontakte, aber genauso Zeit für sich allein; Leistung im Beruf, im Ehrenamt, bei der Pflege von Angehörigen und Muße/Zeit für Träume … ist es für Sie stimmig? Das ist ganz individuell. Wie heißt es so richtig: »Jeder hat das Recht auf seinen eigenen Stress.« Im Leben geht es auch um Werte, Visionen und Prioritäten.

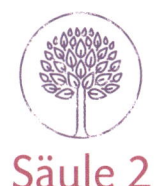

Säule 2

BEWEGUNG

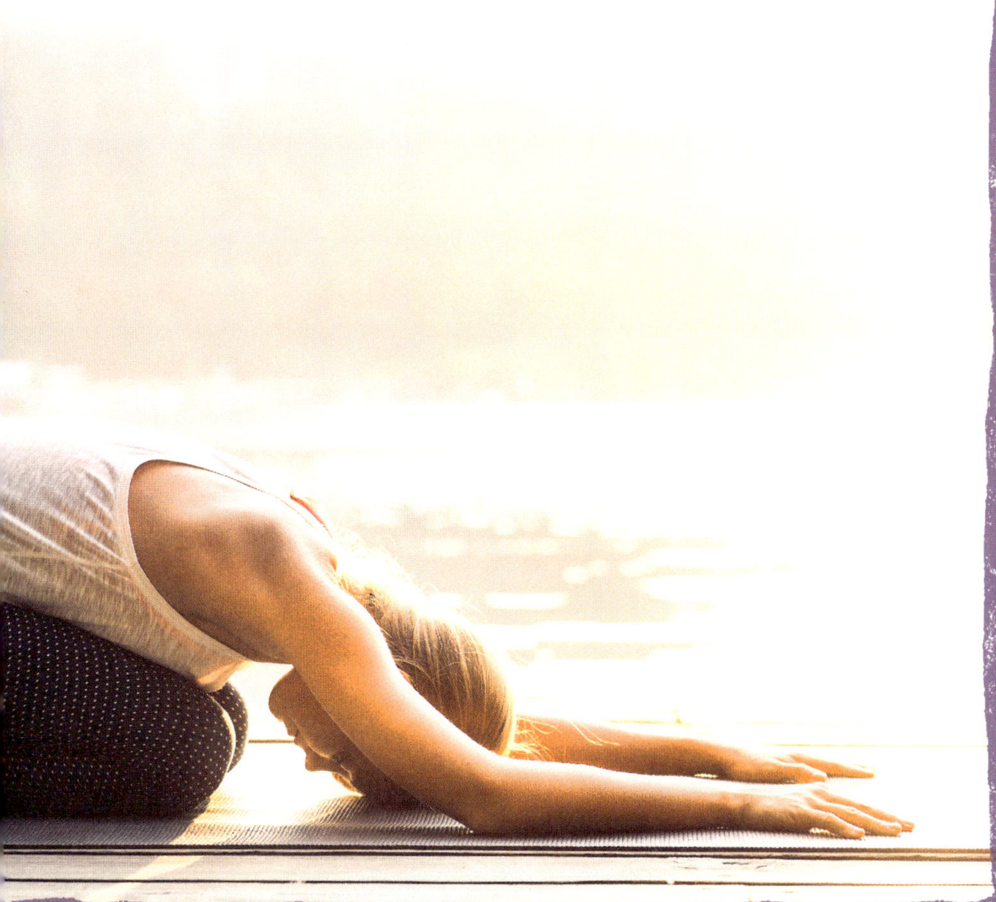

Wie viel Bewegung tut mir gut?

Was haben meine Beschwerden mit Bewegung zu tun? Schon die Begrifflichkeiten »Bewegungsapparat« und »Erkrankungen des Bewegungsapparates« verweisen auf die enorme Bedeutung von Bewegung. Es gibt keinen Sitz-, Steh- oder Liegeapparat.

Der menschliche Körper ist grundsätzlich für Bewegung konstruiert; ein Zuviel an Liegen, Sitzen und Stehen ist schädlich: Muskulatur, Gelenke, Sehnen, Bänder, Knochen ebenso wie die inneren Organe und der Stoffwechsel – alle leiden unter Bewegungsmangel. Der ganze Körper ist von den Füßen bis zum Kopf über die Faszien (die Muskelhüllen) verbunden. Die Geschmeidigkeit dieser Faszien hängt zum Teil von einer ausreichenden Bewegung ab (es wurden aber auch Rezeptoren für Stresshormone auf den Faszien gefunden).

Als ideal gilt eine Mischung aus Alltagsbewegung und moderatem Ausdauertraining von etwa einer halben Stunde pro Tag. Ab der Lebensmitte werden auch Kraftübungen sowie Übungen für die Koordination empfohlen. In Studien kam es dadurch zur Reduktion von Schmerzen und zu einer Verminderung von Osteoporose. Zu Beginn oder auch mal zwischendurch ist es sinnvoll, sich von einer Körpertherapeutin oder einem Physiotherapeuten anleiten zu lassen. Auch Ergotherapeuten kennen sich aus, erheben eine sorgfältige Anamnese und beraten Sie dann ganz gezielt. Sehr gute Erfahrungen machen wir in unserem teilstationären Bereich über zehn Wochen mit gleitenden oder aufrichtenden Bewegungsarten wie Walking/Nordic Walking, Ergometer- und Crosstraining für die Ausdauer und mit Yoga oder Qigong als sanfte Gymnastik. Auch Bewegung im Wasser, z. B. Aquajogging, ist ein empfehlenswertes Ganzkörpertraining. Die Rheuma-Liga, die Deutsche Fibromyalgie-Vereinigung und die Deutsche Vereinigung Morbus Bechterew sind Ansprechpartner für Bewegungsangebote in Ihrer Region, außerdem Volkshochschulen,

Familienbildungsstätten, Krankenkassen, manche Fitnessstudios, Vereine vor Ort und last, but not least die Stadt- und Landessportbünde – da ist für jeden Geschmack etwas dabei. Oder steht bei Ihnen zu Hause ein Trainingsgerät, das Sie ergänzend nutzen können? Neben den etablierten Ergo-, Crosstrainern und Steppern sind es immer häufiger auch Trampoline und Spezialgeräte. Damit könnten Sie ein Drittel der empfohlenen Übungszeit (zehn Minuten) bereits abdecken. Die offiziell empfohlenen 30 Minuten pro Tag dürfen Sie nämlich durchaus splitten, in 2 × 15 oder 3 × 10 Minuten. Kürzer als 10 Minuten macht nicht mehr viel Sinn. Denn neben der Beweglichkeit, der Kraft und der Koordination soll ja auch die Ausdauer, die Kondition, die viel zitierte Fitness profitieren. Einmal täglich ins Schwitzen kommen ermöglicht überdies auch Entgiftung über die Haut. Und ganz wichtig: Sie entlasten und stärken damit Ihr Immunsystem! Bei einer Autoimmunerkrankung (wie dem entzündlichen Rheuma) sorgen Sie bitte einmal täglich dafür!

Achten Sie aber bitte darauf, dass Sie sich nicht zu viel zumuten. Die Hälfte aller Freizeitläufer in Deutschland tendiert dazu, sich zu überfordern. Und eine Überlastung der Gelenke kann die Entwicklung von Arthrose begünstigen. Auch Patienten berichten es immer wieder: Da dauert eine Yogastunde 90 Minuten – für den Teilnehmer viel zu lang, weniger wäre mehr gewesen. Er wechselt zu 45-minütigen Einheiten und erfährt erstmals, wie beschwingt und gelöst Yoga machen kann. Oder: Die Patientin meldete sich bei einem Spaziergeh-Treff an und war nach dem Termin angespannt bis in die Haarspitzen, weil sie komplett unterfordert war (und auch keine Lust auf die Gesprächsthemen hatte, sich aber nicht traute, das zu sagen). Sie wechselte in die Walking-Gruppe und freut sich jetzt nach jedem Treffen schon auf das nächste Mal.

Ob Sie individuell oder in der Gruppe sportlich aktiv werden: Es wird für Ihr Wohlbefinden darauf ankommen, das richtige Maß zu finden. Dabei hilft Ihnen ein Protokoll, in das Sie Ihre Aktivitäten und Ihr Befinden eintragen.

Zur Einschätzung der Belastung ziehen Sie sowohl objektive als auch subjektive Parameter heran. Objektiv heißt, klassisch per Pulsuhr bzw. durch manuelles Zählen der Pulsfrequenz. Für ein moderates Ausdauertraining geeignet ist die Formel **180 minus Lebensalter**. Wer 35 Jahre alt ist, kommt danach auf 145, wer 55 Jahre alt ist, entsprechend auf 125 Schläge pro Minute. Dieser aerobe Bereich gilt als optimales »Preis-Leistungs-Verhältnis«. Das heißt, der Zuwachs an Kondition im Verhältnis zur Anforderung/Belastung passt.

Erstaunlicherweise sorgt das Pulszählen immer wieder für Überraschungen. Nutzen Sie es zwischendurch als Orientierungshilfe, ohne sich darauf zu fixieren.

Für die subjektive Einschätzung bietet sich eine Borg-Skala (leicht im Internet zu finden) an, benannt nach ihrem Erfinder, dem Sportwissenschaftler Gunnar Borg. Sie erfasst die persönliche Anstrengung/Belastungsempfindung. Anzustreben ist eine leichte bis mittlere Anstrengungsempfindung oder, wie es so schön heißt: Laufen ohne Schnaufen.

Eine sanfte Bewegung, die wir alle ständig vollziehen, oft völlig unbewusst, ist die Atembewegung. Pro Atemzug nehmen wir etwa einen halben Liter Luft auf – bei einem Fassungsvermögen der Lungen von ca. 3 bis 4 Litern. Ein knappes Drittel des Sauerstoffs geht direkt ins Gehirn. Unter Stress atmen viele verkrampft, füllen nur einen kleinen Teil ihrer Lunge mit frischer Luft. Mögliche Folge: Zu wenig Sauerstoff im Blut verringert die Versorgung aller Körpergewebe und -strukturen mit Sauerstoff, was zur Folge hat, dass Stoffwechselendprodukte weniger effektiv abtransportiert werden und Regeneration verzögert bzw. unvollständig stattfindet.

Eine Atemübung aus dem Qigong

Sie stehen locker schulterbreit. Die Füße, auch die Zehen, sind entspannt, die Knie ganz leicht gebeugt, im Becken eine setzende Kraft (Steißbein leicht nach vorn geschoben), der Rücken gerade aufgerichtet. Die Handflächen aneinanderreiben, bis sich ein angenehmes Wärmegefühl einstellt.

Legen Sie die Handflächen an die Schläfen. Atmen Sie ruhig und tief ein paarmal ein und aus. Denken Sie dabei an Ihre Fußsohlen und nehmen Sie nach einem weiteren tiefen Atemzug die Hände wieder herunter.

Halten Sie die Hände locker vor dem Körper oder lassen Sie sie hängen. Nun stellen Sie sich einen Energieball in Ihren Händen vor. Mit der Einatmung werden die Hände mit dem imaginären Energieball hochgeführt bis auf Hals- oder Kinnhöhe. Die Handflächen wenden (zeigen jetzt nach unten) und mit der Ausatmung nach unten sinken lassen. Verbinden Sie auf diese Weise Ihre Atmung mit der Bewegung und der Vorstellung. Atmen Sie ruhig und tief; 7- bis 15-mal wiederholen.

Abgesehen von den Atemübungen gibt es natürlich auch regelrechte Atemtherapie. Neben der klassischen krankengymnastischen Atemtherapie (Kassenleistung), die u. a. bei Atemwegserkrankungen sinnvoll ist, ist vor allem die reflektorische Atemtherapie (Selbstzahler) geeignet, um Atemmuster zu verbessern. Letztere erreicht auch tiefere Schichten im Körper und löst Blockaden. Prinzipiell wird die Atmung in allen körpertherapeutischen Schulen berücksichtigt. Spezielle Atemschulen wiederum wie der »Erfahrbare Atem« nach Middendorf usw. zielen darauf ab, durch Selbsterfahrung und Fokussierung auf die Atmung sie dauerhaft bewusster und harmonischer zu entwickeln.

MINI-ÜBUNG FÜR SIE AB SOFORT

Jede Stunde einen schönen, tiefen Atemzug nehmen. Die Ausatmung gerne auch mal mit Ton (»tönen«), d. h. beim Ausatmen seufzen, summen oder prusten (wie Pferdeprusten). Dies ist ein Stressventil und verstärkt die positive Wirkung auf den gesamten Organismus. Oder machen Sie es sich zur Gewohnheit, bei wiederkehrenden Aktionen (wenn Sie durch eine Tür gehen, wenn das Telefon klingelt …) jedes Mal tief durchzuatmen.

Das richtige Maß finden

Wenn Sie früher Leistungssport getrieben haben, heißt jetzt die Herausforderung: »kleine Brötchen backen«. Waren Sie ein Bewegungsmuffel, geht es jetzt darum, die Energie für mäßige, aber regelmäßige Bewegung aufzubringen.

Es gibt Sportarten, die bei Rheuma-Erkrankungen nicht empfehlenswert sind. Dies sind Sportarten, bei denen plötzliche, ruck- oder stoßartige Bewegungen dazugehören, wie bei den meisten Mannschaftssportarten, aber auch beim Tennis, Squash, Abfahrtsski und beim Joggen. Gewichtheben ist ebenfalls nicht geeignet. Aber wenn Sie eine der genannten Sportarten seit Langem voller Freude betreiben und merken, dass der positive Effekt überwiegt, machen Sie trotzdem weiter! Ihre Körperstrukturen sind an die Anforderungen gewöhnt und können einiges kompensieren.

Generell ist das Kräftigen vor allem Ihrer Rumpf-, Arm- und Beinmuskulatur von Bedeutung: Treppensteigen, Leichthanteln »stemmen«, Funktionsgymnastik für den Oberkörper, Tanzen ... Alltagsaktivitäten fallen dadurch leichter. Bewegungsmangel führt zur Verschlechterung Ihrer Beschwerden.

. . . .UND DARAUF SOLLTEN SIE ACHTEN. . . .

Bestehen Sie auf einer Aufklärung über Hilfsmittel, Gelenk- und Wirbelsäulenschutz. In einer Rehabilitationsmaßnahme (Kur) gehört dies zum Standard. Wenn Sie keine Reha machen können oder wollen, informieren Sie sich dennoch über diese segensreichen Erfindungen, die für viele unterschiedliche Tätigkeiten erdacht wurden. Bei Eignung bzw. Verordnung durch den Arzt/die Ärztin übernehmen Krankenversicherungen (bis auf einen Eigenanteil) oder die Rentenversicherung (Teilhabe Arbeitsleben) die Kosten.

Bestandsaufnahme

Meine Hobbys:

....

....

Meine Freizeitaktivitäten:

....

....

Welche Bewegungsformen liegen mir:

....

....

So geht es mir jetzt:

....

....

....

....

Dos & Don'ts

+ Überforderung gilt es ebenso wie Unterforderung zu vermeiden, beides kann schaden.
+ Bewegung im Alltag zählt ebenso wie Bewegung im Sportdress. Notieren Sie Ihre Bewegungseinheiten im Kalender; so wird Ihnen deutlicher, ob Sie ausreichend »am Ball« sind.
+ Sie kennen die Orientierungsmarke Minutenherzfrequenz **180 minus Lebensalter.** Daran können Sie sich während der Bewegungseinheit orientieren.
+ Falsch verstandener Ehrgeiz kann mehr schaden als nutzen. Dass Sie sich schonen, wenn Sie einen Infekt ausbrüten bzw. auskurieren, sollte selbstverständlich sein.

Das will ich ausprobieren:

....

....

....

....

....

....

....

....

Schritt für Schritt

Vorher:

....

....

Nachher:

....

....

Mein Meilenstein

Was habe ich erreicht?

Täglich einmal durch Bewegung ins Schwitzen kommen, um eine ausgewogene Autoimmunfunktion zu unterstützen. Täglich alle Gelenke so weit wie möglich achsengerecht durchbewegen, um Gelenkigkeit und Geschmeidigkeit zu fördern.

Ich fordere mich so, wie es meinem Körper guttut, auch wenn mein Kopf anderer Meinung ist und mehr bzw. nichts tun möchte. Nicht zu viel, nicht zu wenig; dabei helfen mir die Uhr (halbe Stunde täglich), mein Puls (180 minus Lebensalter) und mein Anstrengungsempfinden. Merke: »Zu viel ist wie zu wenig.«

Bewegungstagebuch

Meine sportliche Aktivität:

....

....

Trainingstag ankreuzen:

○ So   ○ Mo   ○ Di   ○ Mi   ○ Do   ○ Fr   ○ Sa

Zeitplan in Minuten:

....

Puls beim ersten Training/Puls nach fünftem Training:

....

....

Was kann ich verbessern?

....

....

....

Rückenschule für den Alltag

Bewegung im Alltag umfasst auch Haus- und Gartenarbeiten. Aber bitte gelenk- und wirbelsäulengerecht! Wenn Sie sich diesbezüglich fragen, ob Sie alles richtig machen, melden Sie sich für einen Rückenschulkurs (wird durch die Krankenkasse finanziert) an. Dort lernen Sie rücken- und gelenkfreundliche Haltungen im Alltag, z. B. beim Staubsaugen, Bügeln usw.

VIER FAKTEN

1 Bewegung ist unverzichtbar, um die **Muskulatur** zu erhalten/den Muskelabbau aufzuhalten. Die Muskeln wiederum stabilisieren die Gelenke. Auch die Ernährung der Gelenke erfolgt durch ausreichende Bewegung. Bewegung umfasst die Bereiche Kraft, Ausdauer, Schnelligkeit, Koordination und Beweglichkeit. All dies trägt auch zur *Sturzprophylaxe* bei. Das heißt, regelmäßige Bewegung verringert die Sturzgefahr durch Stabilisierung der gesamten Motorik.

2 Bewegung unterstützt ein **gesundes Gewicht.** Durch Bewegung verbrennt der Körper Energie, die ansonsten als Fett in den Fettzellen gespeichert wird. Zu viel davon fördert Entzündungen, belastet rein mechanisch die Statik und die Gelenke und verringert die Beweglichkeit. Überdies fördert Bewegung die Verdauung.

3 Bewegung wirkt sich auf die **Stimmung** aus. Sie aktiviert positive Empfindungen über neurophysiologische Prozesse/Neurotransmitter. Bei leichten bis mittelgradigen depressiven Verstimmungen hilft Bewegung in der Größenordnung eines entsprechenden Antidepressivums.

4 Bewegung stabilisiert das **Selbstwertgefühl.** Wird Bewegung in einer Gruppe praktiziert, profitiert auch das soziale Wohlbefinden.

Sechs Übungen, die mobil machen

1 **Gelenke lösen,** systematisch, am besten von unten nach oben: Zuerst die Fußsohlen und die Plantarfaszien aktivieren/auf dem Boden abrollen. Dann die Fußgelenke lösen, indem Sie sie in beide Richtungen kreisen lassen, so weit dies möglich ist. Die Knie mit den Händen massieren und etwas strecken/beugen oder sachte kreisen. Hüften, Kreuzbein und Lendenwirbelsäule beweglich machen, indem Sie sie kreisen lassen und die Geschmeidigkeit fördern, z. B. durch das Zeichnen von waagerechten und senkrechten Achten in die Luft mit den Hüften. Als Nächstes die Schultern lösen: nach hinten kreisen. So kleine oder so große Kreise, wie es Ihren Schultern guttut. Die Ellbogengelenke strecken, beugen, strecken … Die Handgelenke lösen, kreisen (Karpaltunnelsyndrom-Prophylaxe!) und die Handinnenflächen mit den Palmarfaszien dehnen, indem Sie sie jeweils mit der anderen Hand sanft nach hinten drücken. Ein bisschen ziehen darf das, wehtun sollte es aber nicht. Und zum Schluss die Fingergelenke gründlich durchbewegen: kleine Faust, große Faust, Finger »durchklimpern« … immer nur so, wie es geht, ohne sich zu quälen!

2 **Schlittschuhlaufen** auf der Stelle: Aktiviert und mobilisiert den ganzen Körper. Gleichzeitig ist es gut für die Arme-Beine-Koordination. In der Schrittstellung einen Arm nach vorn, das andere Bein nach hinten und Wechsel.

3 **Schattenboxen:** Auf der Stelle tänzeln, die Arme mit lockeren Fäuste angewinkelt anheben und hin und wieder eine Faust nach vorne bringen (wie Henry Maske/Muhammad Ali oder die Klitschkos).

4 **Nackenlöser:** Im hüftschmalen Stand beide Arme auf Schulterhöhe zur Seite strecken; die eine zeigt mit dem Daumen nach oben, die andere nach unten. Beginn mit Blick auf die Hand mit Daumen nach unten. Mit der Wendung des Kopfes zur anderen Seite auch die Hände wenden. Achten Sie darauf, dass der Kopf gerade und die Nase in der Horizontalen bleibt. Langsam und korrekt gemacht, löst die Übung die Nackenmuskulatur und verbessert die Durchblutung der Kopforgane. Anstatt so flott wie möglich **besser so langsam wie möglich.** 5- bis 10-mal zu jeder Seite. Für eine noch größere Anforderung an die Konzentrationsfähigkeit wird die Bewegung mit der Atmung koordiniert, z. B.: von der Mitte bis zur Seite einatmen, von der Seite bis zur Mitte ausatmen usw.

5 **Sitzgymnastik:** Im Sitzen (Stuhl mit Armlehnen) den Oberkörper zu einer Seite drehen, sodass Sie mit beiden Händen eine Armlehne greifen können. Bewusst die Seite wechseln. 3-mal jede Seite.

6 Aus dem **Marma-Yoga:** Die Nick-Bewegung für JA so langsam vollziehen, dass keine Knirschgeräusche (oder so wenig wie möglich) entstehen. Dann die Kopfschüttelbewegung für NEIN ebenso ausführen und abschließend die für ein entschiedenes JEIN (eine liegende Acht).

Das hat mir gutgetan:

....

....

....

....

....

....

Zusammenfassung

»Sich regen bringt Segen« – da es im Rahmen von Gelenkentzündungen rasch zu einer Verminderung der Muskelkraft und der Ausdauer kommen kann, spielt Bewegung eine herausragende Rolle. Je nach Gesundheitszustand (z. B. im Schub oder in Remission) umfasst die Bandbreite der Bewegung die einzelkrankengymnastische Behandlung bis zum Aktivsein im Sportverein, funktionelle Übungen, Bewegungs- oder Sporttherapie usw. Sprechen Sie Ihren Arzt darauf an!

Ob Sie Fahrrad fahren, Tai-Chi üben oder Salsa tanzen, ist letztlich nicht so wichtig. Entscheidend ist, dass Sie in Bewegung kommen bzw. bleiben. Da muss zunächst einmal überhaupt nichts perfekt sein, es darf einfach Spaß machen.

Wenn Sie wegen Ihrer Schmerzen bereits Bewegungsängste haben oder verunsichert sind, dann lassen Sie sich Physio- oder Ergotherapie verschreiben. Damit können Sie Ängste abbauen und finden wieder Freude an der Bewegung.

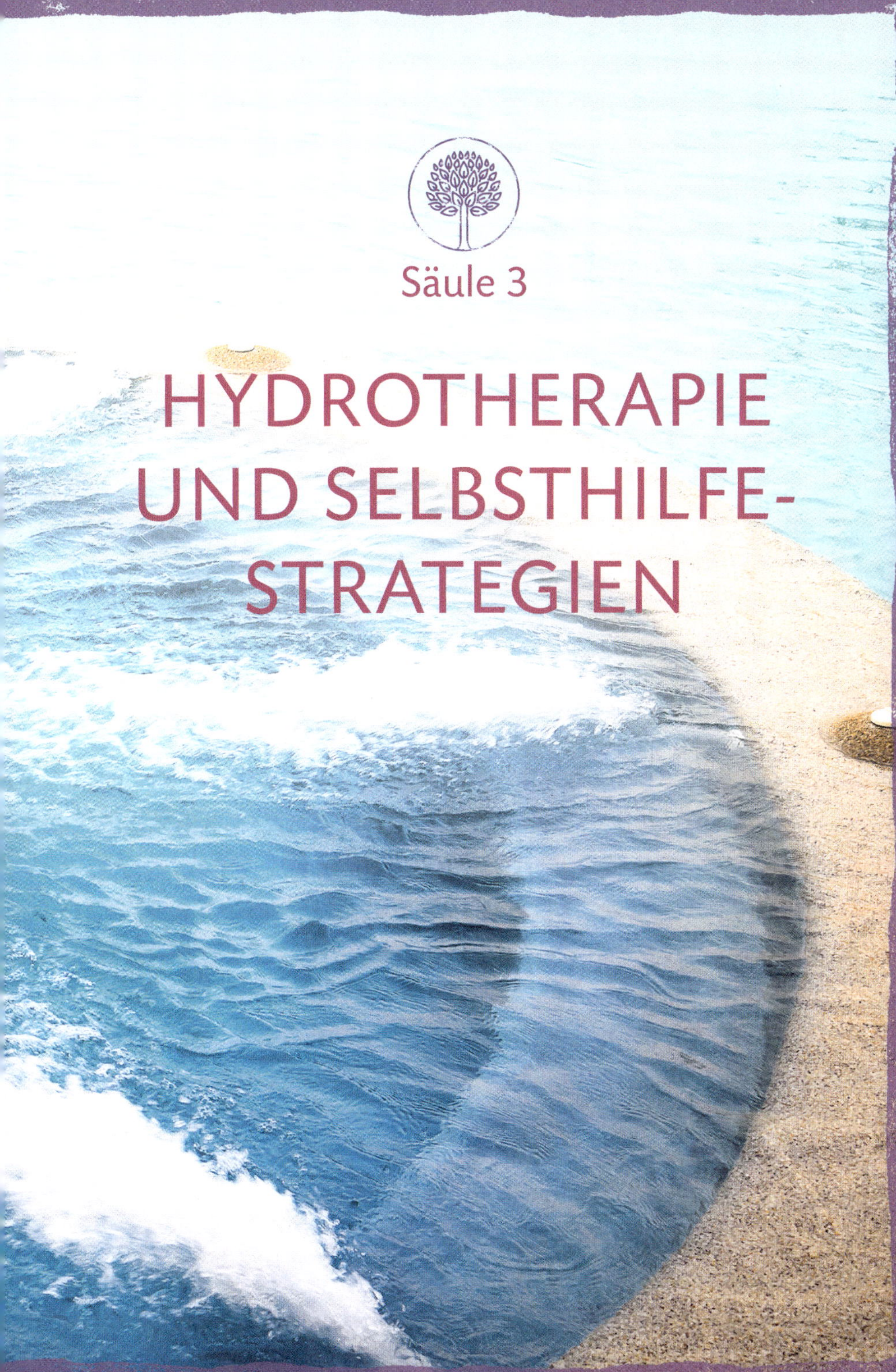

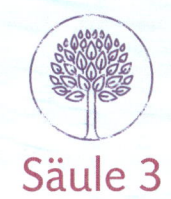

Säule 3

HYDROTHERAPIE UND SELBSTHILFE-STRATEGIEN

Hilfe zur Selbsthilfe

Auf den folgenden Seiten zeigen wir Ihnen praktische Tipps, mit denen unsere Patienten gute Erfolge erzielen konnten. Es geht dabei viel um Wasseranwendungen. Wasser ist bei uns günstig und gut verfügbar. Wir haben hierzulande also beste Voraussetzungen, um damit zu experimentieren.

Hydrotherapie ist Kneipp-Therapie

»Heilen durch Wasser« – Sebastian Kneipp (Wasserdoktor und Kräuterpfarrer waren die Spitznamen des 1821 in Bayern geborenen Pfarrers) beschäftigte sich intensiv mit der gesundheitsfördernden Kraft des Wassers. Bis heute sind Kneipps Wasseranwendungen auch wegen ihrer einfachen Handhabung sehr beliebt.

Da wir bei der rheumatoiden Arthritis u. a. eine Störung in der Wärmeregulation der Patienten vermuten, haben wir durch Kälte- und Wärmeanwendungen gute Möglichkeiten, in den Krankheitsprozess einzugreifen. Die Hydrotherapie folgt hierbei dem Reiz-Reaktion-Prinzip. Kaltwasserreize, die je nach Ihrer Konstitution gesetzt und dosiert werden müssen, können – wiederholt und regelmäßig angewendet – vegetative Parameter und das Immunsystem verändern. Langfristig nimmt die Kälteempfindlichkeit ab und die Fähigkeit zur Wärmebildung zu.

Sowohl Entspannungsförderung als auch die verbesserte Wärmebildung können auf Dauer die chronischen Schmerzen lindern und das Risiko eines rheumatischen Schubs reduzieren.

Das Reiz-Reaktion-Prinzip wird auch als »Hormenesis« bezeichnet, was übersetzt Anschub/Ansporn bedeutet. Dabei wird ein Stimulus (also ein Reiz, z. B. ein kalter Brustwickel), der meist anfangs Stress/Belastung für den Körper bedeutet, gezielt eingesetzt, um eine Körperreaktion anzuregen, die die Gesundung unterstützt.

Trauen Sie Ihrem Körper zu, Gesundheit aus eigener Kraft wiederherzustellen!

Was muss ich beachten, wenn ich mich nach dem Reiz-Reaktion-Prinzip behandeln möchte?
+ Was für eine Konstitution habe ich?
+ Bin ich eher ein Fülle-Hitze-Typ?
+ Friere ich schnell? Bin ich schnell müde oder erschöpft?
+ Bin ich eher rastlos und nervös?

ZEHN TIPPS FÜR IHRE ERSTEN KNEIPP-ANWENDUNGEN

1. Achten Sie auf Ihre Konstitution und Reaktionslage und steigern Sie die Reize entsprechend langsam. Vielleicht müssen Sie mit lauwarmen Anwendungen beginnen und sich über wechselwarme zu kalten Reizen vortasten.
2. Keine Kaltanwendungen an kalten Körperteilen (vielleicht erst aktiv bewegen oder im Bett aufwärmen).
3. Das kalte Wasser nicht abtrocknen, sondern abstreifen oder abtupfen und dann direkt ins Bett oder in die Wollsocken.
4. Kaltanwendungen nur in wohlig temperierten Räumen machen und den Körper erst dort entkleiden, wo die Anwendung durchgeführt wird.
5. Keine Kneipp-Anwendungen direkt nach dem Essen.
6. Geübte »Kneippianer« können die Thermorhythmik des Körpers nutzen, der eine Aufwärmphase von ca. 3 bis 15 Uhr und eine Abkühlphase am Nachmittag zugrunde liegt. Handeln Sie dann entgegen dieser Rhythmik, um den Reiz noch zu steigern.
7. Die Anwendungen sollten als Serie mit steigender Reizstärke über mehrere Tage bis Wochen angewandt werden.
8. Nehmen Sie sich Zeit zum Nachruhen und zur Normalisierung der Körpertemperatur.
9. Immer herzfern bzw. beschwerdefern beginnen.
10. An der Haut kann sich eine Rötung zeigen. Diese Reaktion macht die Wirkung »sichtbar« und ist positiv zu sehen.

Der kalte Brustwickel

Der kalte Brustwickel wird gerne bei fieberhaften Erkrankungen einge-setzt. Er wirkt schleimlösend und kann das Lungengewebe stärken. Zu-dem wirkt er sich positiv auf die Entspannungsfähigkeit des Körpers aus und kann bei chronischen Entzündungen lindernd wirken.

Sie benötigen
1 Leinentuch nass (40 × 190 cm)
1 Baumwolltuch (50 × 190 cm)
1 Wolltuch (45 × 90 cm)

Anleitung: Sie bereiten das Baumwolltuch (es kann auch ein Frotteetuch sein) auf Ihrem Bett aus, tauchen dann das Leinentuch in kaltes Wasser und wringen es sehr gut aus. Dann legen Sie es faltenlos auf das Baum-wolltuch, legen sich auf beide Tücher und wickeln sich sehr stramm ein. (Es geht notfalls allein, einfacher ist es aber, man lässt sich einwickeln.) Zum Schluss legen Sie das Wolltuch oder eine Bettdecke über den Wickel und genießen dann die Ruhe, bis eine gute Durchwärmung eingetreten ist. Etwa 45 Minuten; anschließend sollten Sie gerne noch weitere 30 Mi-nuten nachruhen.

Was der Wickel bewirkt
+ Die Wärmeregulationsfähigkeit des Körpers wird positiv beeinflusst.
+ Eine Verbesserung der Entspannungsfähigkeit wird erzielt.
+ In Serie angewendet, wirkt der Wickel entzündungshemmend, fiebersenkend und schmerzlindernd.
+ Er wirkt außerdem schleimlösend und bronchienentkrampfend.

Kalte Güsse

Sie gelten als Kernstück der Kneipp'schen Hydrotherapie. Ein gleichmäßiger und weicher Wasserstrahl soll die Haut bzw. die Extremität hierbei ummanteln. Am besten verwenden Sie ein sogenanntes Gussrohr, das Sie anstatt Ihres Duschkopfes anstecken. Der Strahl der Dusche ist in der Regel zu scharf, das Wasser sollte weich an Ihrem Körper herabfließen. Sie bekommen ein Gussrohr in jedem gut sortierten Baumarkt, es geht aber auch, wenn Sie einfach nur den Duschkopf abschrauben und das Wasser ohne Aufsatz aus dem Schlauch laufen lassen. Zum Ausprobieren kann man auch einen Waschhandschuh über die Brause stülpen und so das Wasser bündeln.

Der kalte Guss sollte nicht länger als 40 bis maximal 60 Sekunden dauern, und die Wassertemperatur sollte zwischen 10 und 15 °C betragen, also nicht eiskalt sein. Nach dem Guss bitte nicht abtrocknen, sondern das Wasser nur mit den Händen abstreifen. Gönnen Sie sich dann ein Nachruhen in vorgewärmten Handtüchern.

Der kalte Knieguss

Ein kalter Knieguss kann nach einem langen Arbeitstag, an dem Sie viel stehen oder sitzen mussten, sehr wohltuend sein. Wenn sich die Beine abends schwer anfühlen und dadurch die Gelenke noch mehr schmerzen, versuchen Sie den kalten Knieguss.

Anleitung: Beginnen Sie an der rechten Außenseite des rechten Fußes und führen Sie den weichen Wasserstrahl langsam bis ungefähr eine Handbreit über das Knie. Dort verweilen Sie für ca. 10 Sekunden und führen anschließend den Strahl an der Innenseite des Beines wieder abwärts. Das Gleiche wiederholen Sie am linken Bein. Zum Abschluss begießen Sie auch beide Fußsohlen nacheinander.

Was der Guss bewirkt

+ Förderung der Durchblutung an der Haut und in den Muskeln
+ vegetativer Ausgleich auf den ganzen Körper und gegen chronisch kalte oder müde Füße
+ Entstauung an den Beinen, Gefäßtraining für die Beinvenen
+ Senkung des Blutdrucks
+ Förderung des Schlafs
+ Stärkung der Abwehrkräfte und der Beckenorgane

Der kalte Vollguss

Dies ist ein Guss für Fortgeschrittene, fangen Sie immer erst einmal mit Teilgüssen an und schauen Sie, wie Ihr Körper reagiert.

Anleitung: Kühlen Sie vor Beginn des Vollgusses Stirn und Herzgegend ab (z. B. mit einem kalten Lappen). Der Vollguss sollte immer zügig durchgeführt werden, üben Sie die Abfolge einmal trocken, damit Sie die Abläufe parat haben und nicht ins Frösteln geraten.
Fangen Sie mit der Rückseite wie beim Knieguss an und schließen dann direkt einen Armguss nach dem gleichen Prinzip an. Erst rechts, dann links; lassen Sie anfangs noch mehr Wasser über die Körperrückseite abfließen. Dann wechseln Sie zur Vorderseite und beginnen wieder am rechten Bein. Wenn Sie an den Schultern angekommen sind, wechseln Sie mehrmals von rechts nach links. Anschließend wechseln Sie zur Bauchregion und machen mit dem Wasserstrahl hier einige Kreise im Uhrzeigersinn. Zuletzt kommen Sie zum linken Bein und zu dessen Rückseite. Nun noch die Fußsohlen, und dann können Sie sich abstreifen und mit der Nachruhe beginnen.

Was der Guss bewirkt

+ »Abhärtung« und Verbesserung der Wärmeregulationsfähigkeit
+ Stabilisierung des vegetativen Nervensystems
+ Anregung bei Stoffwechselstörungen

Bestandsaufnahme

Anwendungen / Therapien:

....

....

Reaktion an der Haut, am Körper und hinsichtlich der Stimmung:

....

....

Was möchte ich weiterführen, was möchte ich noch ausprobieren?

....

....

....

....

Wie fühle ich mich zurzeit? Was machen meine Schmerzen?

....

....

....

Dos and Don'ts für
die Kneipp'schen Anwendungen

+ Achten Sie bei der Kneipp-Behandlung auf Ihre Konstitution. Häufig frieren Patienten mit rheumatischen Beschwerden viel, und gerade Nässe wird als sehr unangenehm empfunden.
+ Vielleicht müssen Sie vorsichtig beginnen, denn die wichtigste Grundregel lautet: Niemals Kaltreize an kalten Körperteilen. Es kann notwendig sein, dass Sie sich erst aufwärmen oder sich aktiv bewegen, bevor Sie mit dem Training zu einer besseren Thermoregulation beginnen können.
+ Kaltanwendungen nicht in Zugluft oder unterkühlten Räumen machen.
+ keine Kaltanwendungen bei Harnwegsinfekten oder akuten Ischiasbeschwerden
+ Achten Sie nach Kaltanwendungen auf eine ausreichende Nachruhe und Wiedererwärmung.
+ Halten Sie bei Kaltanwendungen einen Abstand zur nächsten Nahrungsaufnahme ein.
+ generell gilt immer bei Güssen:
    + von herzfern nach herznah
    + von peripher (außen) nach zentral (zur Körpermitte)
    + von unten nach oben
    + erst rechts, dann links

Meine ganz persönlichen Tipps:

....

....

....

Vorher:

....

....

Nachher:

....

....

Mein Meilenstein

Was habe ich erreicht?

Gibt es Anwendungen, die Ihnen besonders guttun? Konnten Sie Schmerzen, Zukunftssorgen und Erschöpfung bereits durch neu Erlerntes lindern? Haben Sie Platz geschaffen in Ihrem Alltag, um Wohlfühlzeiten und Selbsthilfestrategien zu integrieren? Gibt es Anwendungen, die Sie schon regelmäßig durchführen? Haben Sie Familienmitglieder oder Freunde motivieren können, Selbsthilfestrategien mit Ihnen gemeinsam auszuprobieren?

Werden Sie in Ihrem nächsten Urlaub Zeichen setzen und etwas Schmerzlinderndes ausprobieren (Saunabesuche, Reise ans Tote Meer, in den Radonstollen z. B. in Bad Kreuznach, Yogawochen, Fastenkur, Kneipp-Kur oder mal ein Schwefelbad)?

Weitere Selbsthilfestrategien

Nadelreizmatte

Viele unserer Patienten lieben die Nadelreizmatte. Sie bietet eine wunderbare Möglichkeit zur Selbsthilfe. Auf einer Plastik- oder auch Stoffmatte sind etwa 1000 scharfe, aber die Haut nicht verletzende Stacheln angebracht. Sie legen die Matte auf Ihr Bett und dann die schmerzende Körperstelle, z. B. die Schulter, darauf. Anfangs halten Sie die Matte vielleicht nur für wenige Minuten aus, aber mit der Zeit werden Sie sie lieben lernen.

Man erklärt sich den Effekt durch eine »Neuorientierung der schmerzleitenden Nervenfasern«. Bei chronischen Schmerzen sind die Nervenzellen im Rückenmark dauerhaft überaktiviert – diesen Kreis soll der Druckreiz der Nadelmatte unterbrechen. Zudem wird durch die Spitzen der Matte die Blutzirkulation angeregt, es werden schmerzlindernde und glücklich machende Botenstoffe (Endorphine) ausgeschüttet, und es kommt zu einer Entspannung der Muskulatur und des Nervensystems.

Probieren Sie es mal aus; vielleicht können Sie sich im Bekanntenkreis auch eine Matte ausleihen.

Medical Flossing

Das *Medical Flossing* ist eine relativ neue Therapieform, die gerne von Physiotherapeuten eingesetzt wird. Sie können sie aber schnell erlernen und auch selbstständig anwenden.

Sie benötigen hierzu eigentlich nur ein dehnbares Latexband (in Apotheken und Sanitätsgeschäften können Sie Flossingbänder kaufen). Damit umwickeln Sie stramm das schmerzende Gelenk und bewegen es dann. Nach maximal 2 Minuten lösen Sie die Kompression wieder.

Durch den sogenannten Schwammeffekt kommt es beim Anlegen des Bandes zu einem »Auspressen« des Gewebes. Das Latexband bewirkt durch die elastische Kompression und die in der Bewegung auftretenden

Scherkräfte außerdem, dass sich Spannungen im Gewebe lösen. Verklebungen oder Vernarbungen, die durch Verletzungen entstanden sind, können so gelöst werden.

Darüber hinaus werden über die Reibung des Flossingbandes mechanische Rezeptoren in der Haut aktiviert, die wiederum Schmerzrezeptoren im Rückenmark blockieren, ähnlich wie bei der Nadelreizmatte.

Vorsicht: Wenn Sie Medikamente zur Blutverdünnung einnehmen oder die Haut an dem schmerzenden Gelenk gereizt ist, sollten Sie diese Methode nur nach Rücksprache mit Ihrem Arzt anwenden.

Quarkwickel bei Gelenkentzündung und Arthritis

Die gute alte Quarkauflage ist immer gut einsetzbar, wenn sich eine Entzündung zeigt. Sie wirkt kühlend, abschwellend und schmerzlindernd.

Sie benötigen
+ naturbelassenen Quark, gut gekühlt
+ 1 Sieb, 1 Schüssel
+ 1 große Kompresse als Innentuch
+ 1 Mullwindel oder ein Geschirrhandtuch als Außentuch

Anleitung: Lassen Sie den Quark im Sieb abtropfen. In der Zwischenzeit legen Sie die Kompressen auf die Mullwindel oder das Geschirrtuch. Den Quark nun etwa einen halben Zentimeter dick auf die Mullwindel streichen. Die Mullwindel zu einem Päckchen falten und auf das betroffene Gelenk legen. Mit dem Geschirrhandtuch fixieren und ca. 20 Minuten wirken lassen. 2-mal täglich wiederholen.

Blutegel

Diese Behandlung hat sich insbesondere zur Linderung von arthrosebedingten Schmerzen und Bewegungseinschränkungen bewährt. Die kleinen Tiere sind in der Lage, genau dort zu beißen und zu saugen, wo die

Ansammlung von Entzündungsmediatoren den schmerzhaften Prozess unterhält. Durch das Heraussaugen des Blutes mit den entzündlichen Komponenten geschieht eine Ausleitung und Erleichterung des Gewebes. Hinzu kommt, dass im Speichel der Blutegel viele Stoffe mit positiven Eigenschaften gefunden wurden. Sie wirken entzündungshemmend, blutverdünnend und schmerzlindernd.

Zur Anwendung eignen sich die Gelenke an Händen, Füßen, Knien und Schultern. Je nach Gelenk werden zwei bis sechs Egel angelegt, diese orientieren sich selbst und beißen dann mit ihren 240 Zähnchen in die Haut. Anfangs tut es ein bisschen weh, ähnlich wie der Reiz einer Brennnessel. Nach einigen Minuten lässt der Schmerz aber nach. Insgesamt dauert das Saugen der Egel etwa eine bis vier Stunden. Dann fallen die Egel müde und satt herunter und können eingesammelt werden. Aus hygienischen Gründen dürfen Egel bei uns nur einmal angesetzt werden. Nachdem die Egel abgefallen sind, wird es aus den Bissstellen noch weiter bluten. Dies ist gewollt und Teil der Therapie, denn so werden weitere Entzündungsmediatoren ausgeleitet.

Der Therapieerfolg zeigt sich bei manchen Patienten bereits am Folgetag, bei anderen im Verlauf der folgenden Woche.

Unser Körper bildet auf die Speichelstoffe des Egels Antikörper, deshalb ist es nicht ratsam, die Therapie in kurzen Intervallen zu wiederholen. Es kann sonst passieren, dass unser Körper mit einer allergischen Reaktion auf die Zweitbehandlung reagiert. Nach etwa sechs Wochen ist aber eine erneute Behandlung möglich, da die Antikörper in unserem Blut langsam wieder abnehmen.

Fragen Sie Ihren Arzt, ob er Erfahrung in der Therapie mit Blutegeln hat. Sollten Sie Immunsuppressiva oder stark blutverdünnende Medikamente einnehmen, gibt es Einschränkungen für die Therapie.

Die Neuraltherapie in der Rheumabehandlung

In der Neuraltherapie wird ein lokal wirksames Betäubungsmittel (wir nutzen gerne Procain) injiziert. Die rheumatischen Beschwerden können dabei direkt lokal, durch Quaddeln oder Injektionen in die Sehnen, Muskeln oder Gelenkkapseln behandelt werden. Ein weiterer Ansatz der Therapie ist die Segmentbehandlung, die über das vegetative Nervensystem und dessen Reflexwege zu erklären ist.

Eine Domäne der Neuraltherapie ist die Störfeldbehandlung. Hier gehen wir davon aus, dass es irgendwo im Körper einen Herd gibt, der die Ausheilung (die eigentlich von unserem Körper angestrebt wird) verhindert bzw. die Balance unseres Immunsystems stört. Dieser Prozess wird durch das vegetative Nervensystem unterhalten; der Ort des Störfeldes kann hierbei ganz woanders liegen als die rheumatischen Beschwerden. Heilungshindernisse (Störfelder) findet man häufig im Zahn-Kiefer-Mund-Bereich (ca. 70 Prozent), im gynäkologischen Bereich oder in Narben jeglicher Art (Kaiserschnitt, Dammschnitt, nach Zahnwurzelextraktion, nach Mandelentfernung). Es ist deshalb immer sinnvoll, bei nicht ausheilenden rheumatischen Schmerzen nach einem Störfeld zu suchen. Je früher man dieses lokalisieren kann, desto besser sind die Heilungschancen.

Die Neuraltherapie ist in der ambulanten Versorgung immer eine Selbstzahler-Leistung. Die Abklärung, ob ein Störfeld die Ursache Ihrer Beschwerden sein kann, halten wir aber vor dem Beginn einer immunsuppressiven medikamentösen Therapie für dringend ratsam.

Akupunktur

Natürlich darf auch die Akupunktur als wichtige Therapieform in der Behandlung rheumatischer Schmerzen hier nicht unerwähnt bleiben. Wegen ihrer nachweislich schmerzlindernden Behandlung wird die Behandlung teilweise von den Krankenkassen übernommen. Die Akupunktur wirkt aber nicht nur direkt schmerzlindernd, sondern nimmt Einfluss auf Ihr Allgemeinbefinden.

Das hat mir gutgetan:

....

....

Zusammenfassung

Die vorgestellten Strategien können Ihnen ein gutes Handwerkszeug zur Selbsthilfe sein. Kneipp'sche Anwendungen wirken nicht nur wunderbar schmerzlindernd, sondern üben – regelmäßig angewendet – einen positiven Einfluss auf Ihre Entspannungsfähigkeit, Ihren Schlaf und Ihr Immunsystem aus.

Wir konnten hier nur unsere Favoriten genauer vorstellen, es gibt aber noch viele andere, die Sie in Büchern und im Internet nachlesen können. Probieren Sie einfach aus, was Ihnen guttut. Mit der Nadelreizmatte, den Entspannungs- und Bewegungsübungen, den Wickeln und dem Flossing steht Ihnen schon eine umfangreiche »Hausapotheke« zur Selbsthilfe zur Verfügung. Versuchen Sie immer mal wieder auch bereits »abgehakte« Methoden. Sie werden mit der stetigen Verbesserung Ihrer körperlichen Konstitution möglicherweise wirksamer. Wie bei den Entspannungsverfahren wird sich Ihre Körperwahrnehmung durch häufiges Üben verbessern, und der Erfolg wird Ihnen helfen, sich auch auf anfangs schwierige Übungen neu einzulassen.

Wenn Sie die unterschiedlichen Maßnahmen miteinander kombinieren, können sich die positiven Effekte addieren, ohne dass »gefährliche Interaktionen« auftreten.

Trotzdem ist der Spruch »viel hilft viel« hier nicht angebracht. Überfordern Sie sich und Ihren Körper nicht.

Für die meisten der hier genannten Methoden gibt es keine aufwendigen Studien, die ihren Nutzen anhand von Zahlen bestätigen, aber für Kneipp'sche Anwendungen gibt es positive Erfahrungsberichte aus den letzten 150 Jahren. Dies können die wenigsten Therapien von sich behaupten.

Säule 4

PFLANZEN-HEILKUNDE

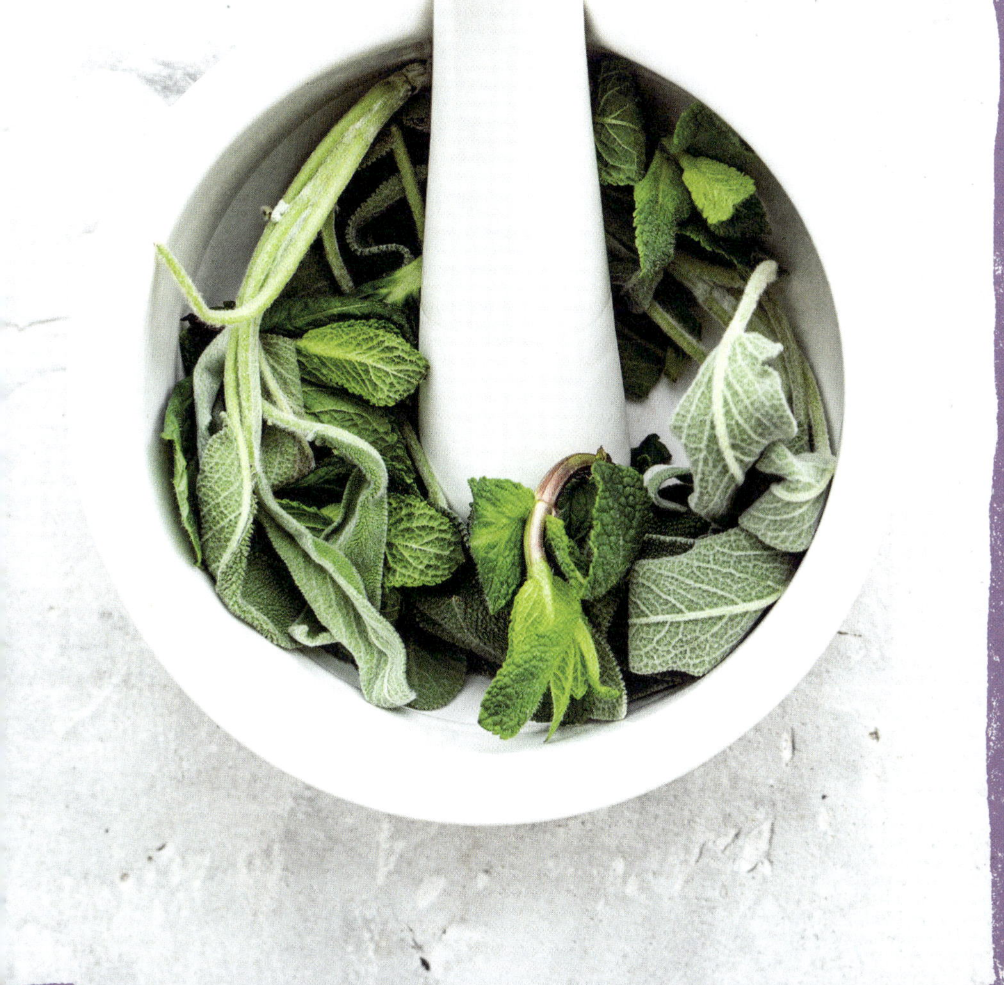

Wie können Pflanzen im Heilungsprozess helfen?

Auch gegen Ihren Schmerz ist ein Kraut gewachsen! Selbst wenn Sie weiter Antirheumatika einnehmen müssen, sind Medikamente aus Pflanzen eine gute Ergänzung.

Sie lernen in diesem Kapitel Pflanzen kennen, die einen positiven Effekt haben, ohne dem Körper durch Nebenwirkungen Kräfte zu entziehen. Phytotherapie ist kostengünstig, nebenwirkungsarm und gut als Langzeittherapie einsetzbar. Tatsächlich sind Phytotherapeutika aufgrund ihrer guten Verträglichkeit in der Regel nicht rezeptpflichtig. Dies führt aber leider dazu, dass die Kosten nicht von den gesetzlichen Krankenkassen übernommen werden. Aus diesem Grund muss ein Patient heute ein gut verträgliches pflanzliches Arzneimittel aus eigener Tasche bezahlen, während die nebenwirkungsreichere chemische Variante meist erstattet wird. Ärgern Sie sich nicht darüber, sondern seien Sie dankbar, dass unsere heimischen Kräuter so viel Potenzial haben.

Teufelskralle *(Harpagophytum procumbens)*

Die Afrikanische Teufelskralle ist ein hochwirksames pflanzliches Arzneimittel, das erstaunliche Therapieerfolge bei Rheuma und Rückenschmerzen vorzuweisen hat. Verwendet werden die Wurzelknollen der Pflanze. Teufelskrallenextrakte zur Anwendung auf der Haut als Salbe oder zum Einnehmen in Form von Tabletten oder Kapseln können die herkömmliche schulmedizinische Behandlung nachhaltig unterstützen. Die Wirksamkeit ist bei arthritischen Schmerzen relativ gut belegt. Der Effekt tritt aber verzögert ein, deshalb ist bei der Therapie mit Teufelskralle etwas Geduld gefragt. Die Erfahrungen mit Teufelskralle haben gezeigt, dass die Wirkung nach 3 Wochen bis 3 Monaten voll entfaltet ist.

Rheumatikern wird die Einnahme von Teufelskralle in Kapselform empfohlen, denn der Teeaufguss enthält in der Regel nicht ausreichend viele konzentrierte Wirkstoffe.

Wenn Sie an Magen- oder Zwölffingerdarmgeschwüren leiden, sollten Sie vor der Einnahme der Präparate Ihren Arzt fragen.

Dosierung: 3 × täglich 400–800 mg Trockenextrakt (z. B. Doloteffin).

Brennnessel *(Urtica)*

Tatsächlich wird die Brennnessel seit vielen Jahrzehnten erfolgreich gegen rheumatische Erkrankungen eingesetzt. Man geht heute davon aus, dass körpereigene Botenstoffe, die die entzündlichen und knorpelzerstörenden Prozesse auslösen, durch die Brennnessel blockiert werden.

Extrakte aus Brennnesselkraut sind gut verträglich. Sie können auch langfristig eingenommen werden. Wenn Sie eine schwere Herzinsuffizienz haben oder an einer Nierenerkrankung leiden, sollten Sie vor der Einnahme aber mit Ihrem Arzt sprechen.

Auch äußerlich angewendet hilft die Brennnessel gegen rheumatische Erkrankungen. Dazu muss der Patient das schmerzende Gelenk vorsichtig mit einigen Tropfen Brennnesselspiritus einreiben.

Dosierung: z. B. Rheuma Hek 268 mg 2 × täglich 2 Tabletten oder Rheuma Hek forte 600 mg 1 × täglich 1 Tablette

Kurkuma *(Curcuma longa)*

Hier haben wir es mit der »Königin der Gewürze« zu tun! Die Gelbwurz wird in der Traditionellen Chinesischen Medizin und im Ayurveda schon seit Tausenden von Jahren geschätzt. Aber auch bei uns in Europa gibt es inzwischen viele Untersuchungen zu den vielfältigen Wirkungen der Kurkumawurzel. Kurkumin, der für die Heilwirkung wichtigste Inhaltsstoff der Knolle, gilt bis heute als der international am besten erforschte natürliche Wirkstoff.

Kurkuma wirkt entzündungshemmend, antibakteriell, entgiftend und fördert die Heilung. Es schützt die Zellen und stärkt das Immunsystem. Als Mittel gegen Rheuma, Arthritis und Arthrose wird Kurkuma von der WHO empfohlen, da es nachweislich die Synthese der entzündungsauslösenden Gewebshormone (Prostaglandine) hemmt. Hinzu kommt, dass die Knolle eine Schmerzlinderung und Abschwellung von Gelenkentzündungen bewirkt und somit die Beweglichkeit erhöht.

Kurkumin wirkt antioxidativ und hemmt die Produktion von entzündungsfördernden Botenstoffen. Das Gewürz enthält zudem natürliche schmerzstillende COX-2-Hemmer und ist damit eine gute Alternative zu den verschreibungspflichtigen COX-2-Inhibitoren in Tablettenform.

Kurkuma ist in Pulverform sehr vielseitig zu verwenden. Sie können morgens und mittags einen Löffel Kurkuma mit Honig und schwarzem Pfeffer zu sich nehmen, oder Sie können 1 bis 2 Teelöffel zum Kochen verwenden. Die Wirkstoffe entfalten sich sehr viel besser in Kombination mit Fett und schwarzem Pfeffer, und zudem wird bei dieser Verbindung die Aufnahme in den Körper verbessert.

Wenn Sie Kurkuma als Arzneimittel zu sich nehmen wollen, gelten 100 bis 200 mg als gut verträglich. Da Kurkuma leicht blutverdünnend wirkt, sollten Sie, wenn Sie gleichzeitig ASS, Marcumar oder andere blutverdünnende Medikamente einnehmen, zunächst Ihren Arzt fragen.

Weihrauch *(Boswellia serrata)*

Wer denkt beim Weihrauch nicht an die Heiligen Drei Könige? Weihrauch galt in der Antike als kostbares Geschenk und wertvolles Therapeutikum. Wir nutzen heute das natürliche Harz des indischen Weihrauchs (Boswellia serrata). Hierin sind neben bekannten Inhaltsstoffen wie z. B. ätherische Öle oder Gerbstoffe auch 5 bis 8 Prozent Boswellia-Säuren enthalten. Diese Säuren sind in der Lage, die Bildung von Leukotrienen im menschlichen Organismus zu stoppen. Leukotriene werden bei Entzündungsreaktionen im Körper gebildet und begünstigen die Aufrechterhaltung chronischer Entzündungen.

Studien zeigen die stark entzündungshemmende Wirkung des Weihrauchs und den positiven Nutzen für Patienten mit Rheuma und Polyarthritis. Auch bei Gelenkschmerzen im Rahmen von chronisch-entzündlichen Darmerkrankungen konnte eine Hemmung der Entzündungsreaktion aufgezeigt werden.

Leider sind Weihrauchpräparate nicht ganz leicht zu bekommen. Es gibt einige Apotheken, die Tabletten selbst herstellen, oder wir empfehlen Präparate aus der Schweiz, da die Qualitätskontrollen für Medizinprodukte dort mit unseren vergleichbar sind und das Angebot teilweise vielfältiger ist.

In der Regel enthält eine Kapsel Weihrauch 400 mg Trockenmasse. Bei rheumatoider Arthritis beträgt die empfohlene Tagesdosierung 3 × 2 bis 3 × 3 Tabletten oder Kapseln pro Tag. Die Wirkung setzt langsam ein und sollte erst nach vier bis sechs Wochen beurteilt werden. Auch sollten Sie erst dann beginnen, andere Medikamente zu reduzieren – in Absprache mit Ihrem Arzt.

Nebenwirkungen sind bei der Einnahme von Weihrauch nicht zu erwarten. Vereinzelt klagen Patienten über Magen-Darm-Beschwerden oder sehr selten über allergische Reaktionen.

Zitterpappel, Esche, Goldrute (auch als Kombinationspräparat namens Phytodolor®)

Zitterpappel und Esche wirken schmerzlindernd, fiebersenkend und entzündungshemmend. Goldrute wird gerne bei Blasen- und Nierenerkrankungen eingesetzt und wirkt harntreibend, krampflösend und ebenfalls entzündungshemmend. Die Kombination aus Zitterpappel, Esche und Goldrutenkraut wird in Phytodolor genutzt. In Studien, in denen Phytodolor gegen NSAR wie z. B. Diclofenac getestet wurde, waren die Ergebnisse fast identisch, wobei das pflanzliche Präparat deutlich weniger Nebenwirkungen zeigte.

Dosierung: 3- bis 4-mal täglich 20 bis 40 Tropfen

Weidenrinde *(Salicis cortex)*

Schon Hippokrates verordnete Weidenrinde-Aufgüsse gegen Gelenkentzündungen, und auch Hildegard von Bingen nutzte die Weidenrinde zur Behandlung von Gicht und Rheuma. Später wurde aus dem isolierten Wirkstoff das bekannte Aspirin. Heute wissen wir aufgrund von diversen Studien: Erst die Gesamtheit der natürlichen Wirkstoffe macht das besondere Potenzial der Heilpflanze aus. Und es kommt durch die Einnahme nicht zur Blutverdünnung. Mikroblutungen am Magen-und-Darm-Trakt sind deshalb nicht zu erwarten, die Risiken von Magengeschwüren sind viel geringer. Weidenrindepräparate sind sehr gut verträglich, trotzdem sollten Sie die Einnahme mit Ihrem Arzt besprechen.
Dosierung: Wir empfehlen eine Tagesdosis von ca. 240 mg Salicin, z. B. Assalix®.
Zur Teezubereitung werden 2 Teelöffel fein geschnittene Droge aus der Apotheke mit einer Tasse Wasser kalt angesetzt. Anschließend zum Sieden bringen und nach 5 Minuten abseihen. Sie können 3 bis 5 Tassen täglich zu sich nehmen.

Kohlwickel bei Arthrose

Vor einigen Jahren haben wir in der Klinik für Naturheilkunde und Integrative Medizin in Essen eine vierwöchige Studie durchgeführt, mit der die schmerzlindernde und bewegungsfördernde Wirkung von Kohlwickeln bei Patienten mit fortgeschrittener Kniegelenksarthose gezeigt werden konnte.
Die altbewährten Wickel aus Wirsing- oder Weißkohlblättern waren in der schmerzlindernden Wirkung handelsüblichen Schmerzgels gleichzusetzen, die Beweglichkeit des Kniegelenks besserte sich durch die Auflage des Wintergemüses sogar deutlicher. Man vermutet, dass der Saft des Kohls die Hautporen öffnet und entzündliche Stoffe aus dem Gewebe zieht, sodass er »entgiftend« und desinfizierend wirkt. Um eine gute Wirkung zu erzielen, sollten Sie den Kohlwickel mehrere Tage hintereinander anwenden.

Sie benötigen: dunkle Blätter vom Weißkohl oder Wirsing (Bioware), 1 Messer, 1 Brett (wenig saugend, gerne aus Kunststoff), 1 saubere, glatte Glasflasche oder ein Nudelholz aus Kunststoff

Anleitung: Nehmen Sie nur die äußeren und grünen Blätter, denn die enthalten besonders viel Saft. Den Kohl waschen und trocken tupfen, dann schneiden Sie die starke Mittelrippe aus den einzelnen Blättern heraus und legen dann die Kohlblätter auf eine nicht saugende Unterlage (z. B. ein Küchenbrett aus Kunststoff). Jetzt rollen Sie mit einer Flasche kräftig darüber (Klopfen mit dem Fleischklopfer hat einen ähnlichen Effekt), sodass der Saft austritt. Nun können Sie die weichen und feuchten Kohlblätter auf die betroffene Körperstelle legen, dann mit etwas Frischhaltefolie abdecken, und das Ganze mit einer elastischen dünnen Mullbinde fixieren. Gerne können Sie den Wickel über Nacht belassen.

Retterspitz-Auflagen

Margarete Retterspitz (1851–1905) entwickelte die Wasseranwendungen von Pfarrer Kneipp weiter und produzierte bereits um 1880 eine Kräutertinktur aus Rosmarinöl, Arnikatinktur, Zitronensäure und denaturiertem Hühnerei. Der Wickel hat eine entzündungshemmende, schmerzlindernde sowie abschwellende, kühlende Wirkung.

Bitte wenden Sie den Wickel nicht an, wenn Sie eine Eiweißallergie oder eine Allergie gegen einen der anderen Inhaltsstoffe haben.

Sie benötigen: Retterspitz® äußerlich, 1 Schüssel zum Verdünnen und Tränken, 1 Innentuch (Kompresse oder kleines Geschirrtuch), 1 Außentuch (Moltontuch oder Frotteetuch), Mullbinde oder Pflaster zum Fixieren der Auflage.

Anleitung: Sie können Retterspitz äußerlich fertig in der Apotheke kaufen. Sie können es pur oder (bitte immer, wenn Sie empfindliche Haut haben) im Verhältnis 1 : 1 mit Leitungswasser mischen und dann verwenden. Tränken Sie dann Ihr Innentuch damit und legen es auf das zu behandelnde Gelenk. Nun umwickeln Sie alles straff mit dem Außentuch und fixieren den Wickel mit einem Klebestreifen oder einer Mullbinde. Der Wickel sollte 1 bis 2 Stunden oder über Nacht belassen werden.

Dos & Don'ts

+ Wir verordnen regelmäßig Phytotherapeutika mit gutem Erfolg und können so den Verbrauch konventioneller Schmerzmittel häufig deutlich reduzieren. Trotz aller Vorteile gilt aber: Alles, was wirkt, hat auch Nebenwirkungen. Zwar sind die Nebenwirkungen der Phytotherapeutika gering oder sogar ergänzend positiv, aber Sie sollten auch bei der Einnahme pflanzlicher Präparate immer wieder Bilanz ziehen: Hilft es mir wirklich? Brauche ich überhaupt eine Tablette, oder kann ich die gleiche Wirkung auch durch andere Maßnahmen erzielen?
+ Um Wechselwirkungen mit anderen Medikamenten zu vermeiden und eventuell sinnvolle Laborkontrollen der Blutwerte durchführen zu lassen, sollten Sie die Einnahme pflanzlicher Präparate mit Ihrem Hausarzt besprechen.
+ Achten Sie beim Kauf von pflanzlichen Präparaten auf die Inhaltsstoffe. Eine ausreichende Dosierung ist zur Beurteilung der Wirksamkeit wichtig, und das Wissen um die Herkunft der Präparate wird Sie vor möglicher Schadstoffbelastung schützen.
+ Kaufen Sie auch pflanzliche Präparate nicht »irgendwo«. Beim Kauf im Internet wissen Sie in der Regel nur wenig über die Herkunft und Qualität. Wenden Sie sich beim Kauf pflanzlicher Arzneimittel an Ihre Apotheke.

Das will ich ausprobieren:

....

....

....

....

Vorher:

....

....

Nachher:

....

....

Mein Meilenstein

Was habe ich erreicht?

Das Angebot an Nahrungsergänzungsmitteln, Gesundheitstipps und pflanzlichen Präparaten ist so groß wie nie zuvor. Die Informationen, die Sie heute zu Heilpflanzen finden, wirken längst nicht mehr so verstaubt wie in unserer Kindheit. Sie werden sehen, es wird Ihnen Spaß machen, sich mit der »von Gott geschenkten Apotheke« etwas näher zu beschäftigen.

Haben Sie schon eine der Pflanzen ausprobiert, die wir Ihnen vorgestellt haben und mit denen wir gute Erfahrungen bei unseren Patienten gemacht haben?

Das hat mir gutgetan:

....

....

....

....

....

....

Zusammenfassung

Heilkräftige Pflanzen und Kräuter stehen uns seit Hunderten von Jahren zur Verfügung. Unser Gehirn hat eigene Rezeptoren für ihre Inhaltsstoffe. Die Erfahrungsmedizin hat uns gelehrt, dass sie helfen, aber wir brauchen noch mehr wissenschaftliche Forschung, um ihre Wirkweise besser zu verstehen. Spannend sind auch die Zusammenhänge über lokale Besonderheiten der Phytotherapie: Helfen uns die chinesischen Kräuter genauso gut wie den Asiaten, oder helfen uns die heimischen Heilpflanzen effektiver? Es gibt noch viele unbeantwortete Fragen auf diesem Gebiet, aber gerade bei chronischen Entzündungen und rheumatisch bedingten Schmerzen bietet die Natur uns eine große Auswahl an nebenwirkungsarmen Helfern!

Das Angebot ist riesig. Neben den oben ausführlicher erklärten verwenden wir bei unseren Patienten auch gerne Beinwell, Arnika oder Johanniskrautöl.

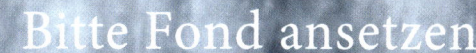
Bitte Fond ansetzen

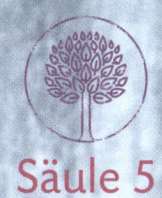

Säule 5

ERNÄHRUNG

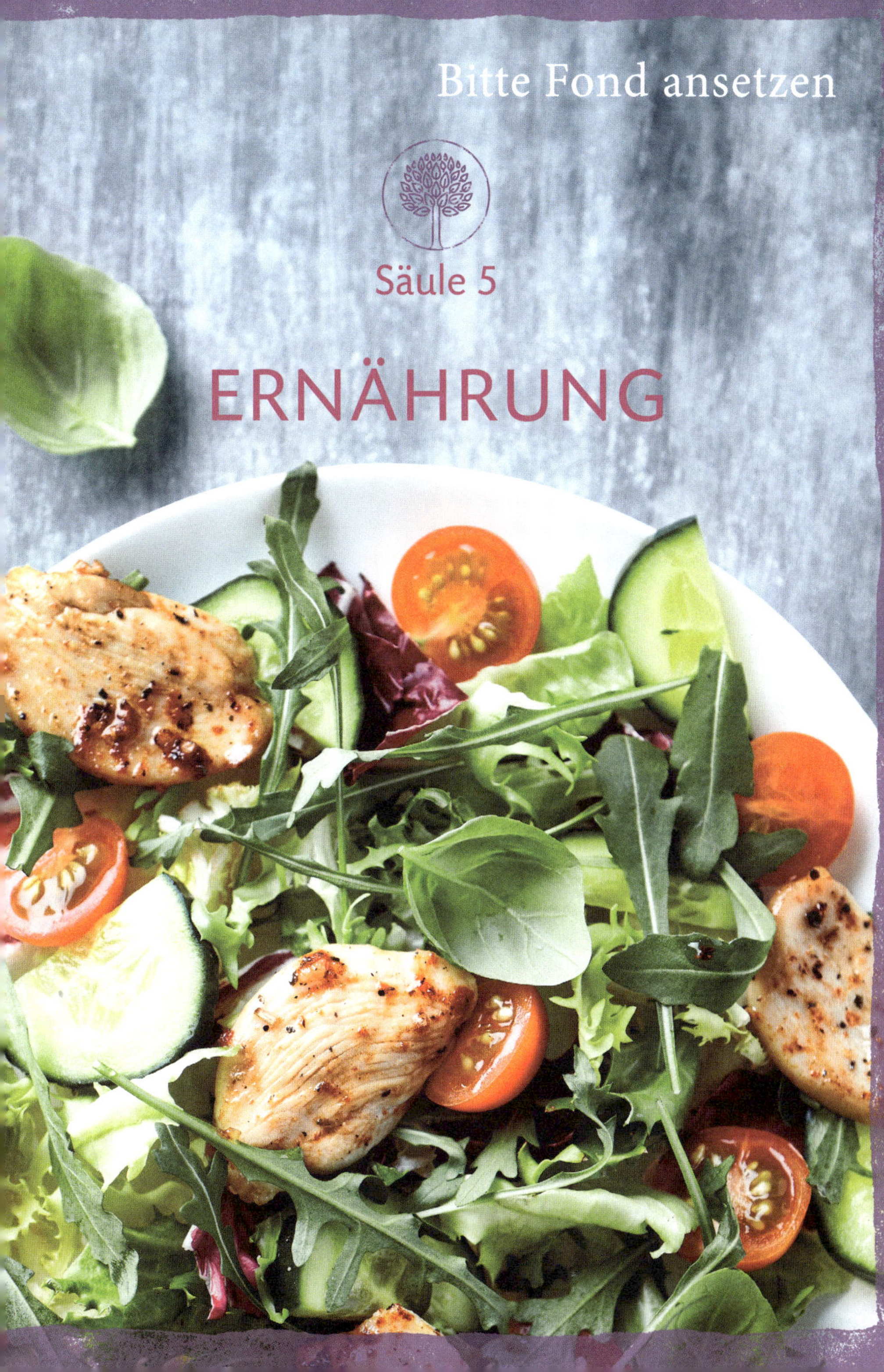

Warum setzt die Ernährung positive Prozesse in Gang?

Bei Erkrankungen aus dem rheumatischen Formenkreis ist eins der größten Probleme der Schmerz. Ist es möglich, dem Schmerz auch über die richtige Ernährung den Nährboden zu entziehen? Ja, denn der chronische Schmerz des Bewegungsapparates hat immer

+ einen entzündlichen Anteil,
+ einen muskulären Anteil
+ und einen nervlichen Anteil.

Diese Anteile sind je nach Grunderkrankung verschieden ausgeprägt und verändern sich auch entsprechend dem Krankheits- bzw. Gesundungsverlauf. Ein Anteil kann dominieren oder im Hintergrund stehen. Die Ernährung bietet für jeden Bereich Möglichkeiten. Diese werden im Folgenden dargestellt. Die Rezepte wurden entsprechend ausgewählt. Aber bedenken Sie: Es kann bis zu drei Monate dauern, bis Ihr Zustand sich durch Ernährungsmaßnahmen spürbar verbessert.

Antientzündliche Ernährung

In der Diätetik ist die Rede von einer »antiinflammatorischen Kost«. Antientzündlich essen heißt vor allem: weniger Arachidonsäure, mehr Omega-3-Fettsäuren! Das geht, wenn Sie weniger Fleisch- und Wurstwaren konsumieren, denn sie steckt ausschließlich in tierischen Lebensmitteln. Ein bis zwei Fleischportionen pro Woche gelten als unbedenklich. Eine Portion ist etwa so groß wie der Handteller desjenigen, der sie verzehrt. Dann ist die Menge an Arachidonsäure gering genug, sodass sie kaum oder keinen Einfluss auf Entzündungsprozesse nehmen kann.

Ist der entzündliche Prozess akut, kann es sich aber lohnen, für eine Weile komplett auf Fleisch und Wurst zu verzichten.

Die entzündungshemmende Omega-3-Fettsäure ist in tierischen und pflanzlichen Nahrungsmitteln enthalten. Größere Mengen sind in fettem Seefisch, Algen, Lein-, Hanf- und Rapsöl sowie Walnüssen und einigen Spezialprodukten (Krillöl, Chiasamen usw.) enthalten.

Auch von der Linolsäure (kann zu Arachidonsäure umgewandelt werden) sollte weniger verzehrt werden. Hohe Gehalte an Linolsäure weisen Distelöl, Sonnenblumenöl und Maiskeimöl auf. Verwenden Sie in Ihrer eigenen Küche diese gar nicht mehr (wenn Sie eingeladen sind oder im Restaurant essen, kommt es natürlich nicht darauf an).

Zwei Eier pro Woche können in einer antientzündlichen Ernährung gegessen werden. Milchprodukte, die ja auch Arachidonsäure enthalten, werden auf zwei Portionen pro Tag beschränkt. Am gesündesten sind sie in Bioqualität (besseres Fettsäurespektrum) und als gesäuerte Produkte: Joghurt, Quark, etwas Käse. Eine Portion entspricht einem kleinen Becher Joghurt oder zwei dünnen Scheiben Käse. Berücksichtigen Sie auch Ihren Latte macchiato, Cappuccino usw.!

Zucker ist dreifach problematisch: Über die Insulinwirkung bewirkt (zu) viel Zucker ein entzündungsförderndes Zell- und Gewebemilieu, im Darm stört (zu) viel Zucker die Ausgewogenheit des Mikrobioms, weil er die Gärungsflora fördert. Und (zu) viel Zucker begünstigt Übergewicht. Vom Fettgewebe wiederum werden verschiedenste Substanzen gebildet, einige davon mit inflammatorischer, also entzündlicher Wirkung.

Aber wie viel ist zu viel? Die Weltgesundheitsorganisation WHO hat letztes Jahr ihre Zuckerrichtlinie aktualisiert. Die Empfehlung lautet: nicht mehr als 25 bis 30 Gramm zugefügter Zucker am Tag, das entspricht in etwa sechs Teelöffeln Zucker, den Sie in Form von Haushaltszucker, Honig, Sirups usw. essen, auch als Zusatz in Lebensmitteln (z. B. in Ketchup, in Fertig-Rotkohl, Fertig-Krautsalat usw.). Die größten Mengen finden sich in Softdrinks (Limonaden), Süßigkeiten und Fertigbackwaren. Nicht zu berücksichtigen brauchen Sie den Zucker, der von Natur aus in Gemüse, Früchten und anderen gesunden Lebensmitteln steckt (bei üblicher Verzehrmenge).

Bevor wir zu den antientzündlich wirkenden Stoffen kommen, noch ein

Wort zum Weizen. Es zeigt sich immer mehr, dass neben dem Kleber-eiweiß, dem Gluten, weitere Stoffe problematisch sind. Bei Autoimmun-erkrankungen kann es daher von Vorteil sein, »mit Weizen zu geizen«. Sogenannte Amylase-Trypsin-Inhibitoren, abgekürzt ATI, sind in der Lage, auch außerhalb des Darmes Entzündungen zu forcieren. Alte Ge-treidesorten wie Emmer, Einkorn, aber auch Dinkel enthalten weniger davon, Hafer gar keine.

Antientzündlich wirken zahlreiche Substanzen (z. B. Polyphenole und Isothiocyanate) in Pflanzen, besonders in:
+ **Gemüse** (z. B. Brokkoli)
+ **Meeresgemüse** (Algen)
+ **Früchten** (z. B. Heidel- oder Brombeeren)
+ **Obst und Schalenobst** (Nüsse, z. B. Walnüsse)
+ **Kräutern** (Küchen-, Salat-, Garten- und Wildkräuter wie Petersilie, Schnittlauch, Rauke usw. sowie mediterrane Kräuter, z. B. Thymian, Rosmarin, Salbei usw.)
+ **Gewürzen:** Besonders gut untersucht im Gewürzbereich sind Curcu-mine aus der Gelbwurzel (Kurkuma), Gingerole aus dem Ingwer und Senföle (aus Kreuzblütlern wie Kohl, Senf, Raps usw.).

Tatsächlich finden sich in fast allen pflanzlichen Lebensmitteln Beispie-le für antientzündliche Wirkstoffe, z. B. das Oleocanthal in der Olive. Es kommt darauf an, täglich von diesen Lebensmitteln zu essen. Und ver-wenden Sie reichlich Kräuter zum Würzen!

Ausreichend trinken ist wichtig, damit der Körper ausschleusen kann, was ihn vielleicht belastet: Säuren, Salze und weitere Stoffwechselendpro-dukte. Arbeitet er gegen eine Entzündung an, trinken Sie nicht nur, um den normalen Flüssigkeitsbedarf zu decken, sondern Sie wollen auch das optimale Lösungsmittel bereitstellen.

Und das beste Lösungsmittel der Welt ist nun mal Wasser. Neben bis zu drei Tassen Kaffee oder Tee ist Mineralwasser optimal; geeignet sind auch ungesüßte oder nur leicht gesüßte milde Früchte- und leichte Kräutertees und Saftschorlen im Verhältnis 4 : 1 (vier Teile Wasser, ein Teil reiner

Fruchtsaft). Auch eine mineralreiche (Gemüse-)Brühe hydriert den Organismus und mineralisiert ihn gleichzeitig. Das gilt ebenfalls für mit Mineralwasser verdünnte Sauermilchprodukte, z. B. Kefir. Darüber hinaus gewinnt der Körper natürlich auch Flüssigkeit aus der Nahrung.

Nehmen Sie mindestens die Hälfte Ihrer täglichen Trinkmenge als freies, frisches Wasser zu sich. Etwa 30 Milliliter pro Kilogramm Körpergewicht sollten Sie täglich insgesamt trinken. Selbstverständlich spielen auch Faktoren wie Temperatur, Tätigkeit u. a. eine Rolle; für übliche Alltagsumstände eignet sich diese »Pi mal Daumen«-Formel.

Gesunde Trinkgewohnheiten sind lernbar: Tun Sie es ganz bewusst, nach einigen Tagen fällt es schon leichter, Ihr Körper gewöhnt sich nämlich daran und signalisiert es Ihnen wahrscheinlich wieder mit einem Durstgefühl, wenn Sie doch einmal wieder in ein Wasserdefizit geraten sollten.

Fasten

Für das Heilfasten als intensivste Diätetik liegt eine sogenannte 1a-Evidenz hinsichtlich der Wirksamkeit bei rheumatoider Arthritis vor. Das ist die höchste Stufe des wissenschaftlichen Wirksamkeitsnachweises. In Deutschland gibt es etwa zwölf Kliniken, in denen das Heilfasten zum Leistungsspektrum gehört. Ungefähr 10 000 Patientinnen und Patienten führen pro Jahr eine klinische Heilfastenkur durch.

Nährstoffe für die Muskulatur (und die Knochen)

Damit die Muskeln sich entspannen, aber auch Kraft entfalten können, benötigen sie als Makronährstoff vor allem Proteine, also Eiweiß, und als Mikronährstoff insbesondere Magnesium. Da tierische Eiweißquellen unter dem antientzündlichen Aspekt stark reduziert werden, sind die pflanzlichen Eiweißquellen interessant.

Die wichtigsten sind:
+ Hülsenfrüchte wie Linsen, Bohnen (auch Sojabohnen) und Erbsen, Süßlupine und Erdnüsse. Am wenigsten Blähungen machen rote Linsen, Mungobohnen und Kichererbsen.
+ alle Nüsse und Saaten (Kernchen)
+ Getreide wie Dinkel, Hafer, Kamuth, Emmer, Reis usw. sowie Quinoa (»Inkahirse«) und Amaranth in vollwertiger Form. Bei ausgemahlenem, »weißem« Mehl geht Eiweiß verloren.
+ Kartoffeln sind auch eine Proteinquelle, vor allem für die unverzichtbare Aminosäure (Eiweißbaustein) Lysin.

Viel **Magnesium** steckt z. B. in:
+ grünem Blatt- und Knollengemüse
+ Kürbiskernen, Sonnenblumenkernen, Leinsaat, Sesamsaat, Cashews usw.
+ Vollkorngetreide (z. B. Naturreis, Haferflocken, Hirse, Amaranth)
+ Hülsenfrüchten
+ Feigen, Datteln, Bananen, Papayas, Orangen, Bananen, Kakao
+ Parmesan und Emmentaler
+ Mineralwasser (ab 50 mg pro Liter gilt ein Mineralwasser als magnesiumreich)

Die Einnahme von Abführmitteln, Alkoholkonsum und übermäßiges Schwitzen sowie die Einnahme bestimmter Medikamente erhöhen den Bedarf!

Kochen für die Knochen

Die Knochen bedürfen ebenfalls der gezielten Nährstoffversorgung. Calcium und Vitamin D spielen hier die Hauptrolle.

Viel **Calcium** steckt z. B. in:
+ Emmentaler
+ Sesamsaat, lecker z. B. als Sesammus (Tahin), Mandeln
+ grünem Gemüse, Kräutern, Beerenfrüchten, Trockenpflaumen
+ calciumreichem Mineralwasser (ab 200 mg pro Liter)
+ Sardinen, Hering, Scholle
+ Vollkornprodukten

Vitamin D wird gebraucht, um das Calcium in den Knochenstoffwechsel einzuschleusen. Es wird mittlerweile als Hormon bezeichnet, da der Körper circa 80 Prozent davon selbst herstellt. Von Oktober bis März ist in Mitteleuropa die UV-Strahlung aber zu gering, um die nötigen Mengen bilden zu können, also achten Sie in diesen Monaten bitte besonders auf Ihre Versorgung mit diesem Vitamin/Hormon! Nennenswerte Mengen Vitamin D nehmen Sie nur mit fettem Seefisch auf. Bei einem Mangel an Vitamin D sollte es mittels Präparat zugeführt werden. Eine Unterversorgung mit Vitamin D verschlechtert die Aufnahme von Magnesium.

Nervennahrung

Außer Schokolade brauchen die Nerven neben Magnesium unbedingt B-Vitamine. Enthalten sind sie in Vollkornprodukten, grünem Gemüse, Hülsenfrüchten, Nüssen und in tierischen Lebensmitteln.

Überdies brauchen Nerven ausreichend
+ Flüssigkeit,
+ Mineralien (z. B. Magnesium) und Omega-3-Fettsäuren,
+ Vitamin E als Zellschutz (in Keimlingen, Saaten, Nüssen),
+ (Selbst-)Liebe.

Gut und gerne kochen

Wer gerne kocht, probiert auch gerne neue Rezepte aus. Für »Kochmuffel« gilt es, sich aufzuraffen und es einfach zu tun. Ein Teilnehmer drückte es mal so aus: »Wer lesen kann, kann auch kochen.« Es geht schließlich nicht um Fünf-Gänge-Menüs, für die man vorher noch stundenlang einkaufen muss. Vielmehr sollen Sie ganz einfach gut für sich selbst sorgen können. Und entwickeln Sie Ihre Genussfähigkeit, denn: »Wer nicht genießt, wird ungenießbar.«

. . . .UND DARAUF SOLLTEN SIE ACHTEN. . . .
Grundsätzlich steckt das gesundheitliche Potenzial hauptsächlich in pflanzlichen Lebensmitteln. Deshalb mindestens drei Viertel des Tellers pflanzenbasiert füllen. Gemüse ist dabei dreimal so wichtig wie Obst.

Kräutertees – gesunder Genuss

Im Laufe des Vormittags eine Tasse schwachen Ingwertee trinken mit dem Saft einer halben Zitrone und einem kleinen Löffel Honig (antientzündlich und basisch). Im Laufe des Nachmittags eine Tasse frisch zubereiteten Kräutertee, z. B. Pfefferminz- oder Schafgarbentee trinken (Inhaltsstoffe unterstützen die Ausscheidung von Stoffwechselendprodukten). Allerdings soll man Kräuter grundsätzlich nur kurweise (z. B. für drei Wochen) trinken und dann pausieren oder wechseln.

Bestandsaufnahme

Welche Lebensmittel esse ich täglich?

....

Gelenke, Hautbild:

....

Gewicht:

....

Das esse ich, wenn ich Heißhunger habe:

....

....

Alternativen, die ich bei Heißhunger zu mir nehmen könnte:

....

So fühle ich mich jetzt:

....

....

Ernährungstagebuch

An diesen Tagen achte ich auf vollwertige Ernährung:

Morgens: Mittags: Abends:

Mo

Di

Mi

Do

Fr

Sa

So

Ernährungstagebuch

An diesen Tagen achte ich auf vollwertige Ernährung:

	Morgens:	Mittags:	Abends:
Mo			
Di			
Mi			
Do			
Fr			
Sa			
So			

Lebensmittelübersicht

Darauf sollte man bei der Ernährungsumstellung achten und ungeeignete Lebensmittel austauschen, soweit diese verträglich sind:

Geeignet:	Ungeeignet:
Cashewkerne und andere Nüsse, entweder naturell oder hellgold fettfrei angeröstet (Pfanne) und mit Salz, Chili o. Ä. selbst gewürzt	industriell gefertigtes »Knabberzeug«
selbst hergestellte Gemüsechips	Kartoffelchips etc.
Joghurt natur, selbst mit Früchten, Gewürzen und Honig oder Maulbeersirup schmackhaft gemacht	fertige Fruchtjoghurts
Wasser ggf. mit einem Schuss Saft, Zugabe von Zitronenscheibe, Apfelschale, Apfelstückchen, Minze usw.	aromatisiertes Wasser, Softdrinks usw.
Früchtetee selbst zubereitet, mit Eiswürfeln und etwas Fruchtsaft für die Süße	fertiger Eistee
Kaffee, Tee selbst gemacht (1 bis 4 Tassen pro Tag)	Fertigtees und -kaffees aus der Dose usw., Energiedrinks mehr als 4 Tassen Kaffee pro Tag
vegetarische Brotaufstriche; Gourmettofu als Brotbelag	Wurst; sehr fetter Käse (über 50 %)
selbst zusammengestelltes Müsli/Nüssli	Fertigmüslis (mit hohem Zuckeranteil)
Gemüsesuppen	Fertigsuppen mit tierischen Anteilen
Vollwertbrot	Fabrikbrot
selbst gebackener Kuchen oder vom »richtigen« Bäcker	Fabrikbackwaren und -kuchen
wenig/weniger Alkohol (bis zu 1 Glas/Tag)	mehr/viel Alkohol (mehr als 1 Glas/Tag)
frische Lebensmittel (vitalstoffreich), so wenige Zusatzstoffe wie möglich	Fertiggerichte, die meist viele Zusatzstoffe enthalten und salzreich sind
Kohlenhydrate aus Kartoffeln, Vollwertbrot, Gemüse, Früchten	Kohlenhydrate aus Süßigkeiten, Limonaden, Fertigbackwaren

Mediterrane Paprikasuppe

Basisch, antioxidativ, positive Wirkung auf das Mikrobiom des Darmes (Darmflora)

Zutaten für 4 Portionen
- 600 g rote Paprikaschoten
- 1 kleine Zwiebel
- 1 EL Olivenöl
- 2 EL Paprikapulver (edelsüß), nach Geschmack auch eine gute Prise Kreuzkümmel (gemahlen)
- 1 Knoblauchzehe
- 1 TL Tomatenmark
- 800 ml Gemüsebrühe
- 2 TL Kuzu (hochwertiges Bindemittel, sehr basisch, geschmacksneutral) Meersalz, Pfeffer
- 4 EL Soja- oder Hafersahne (Tetrapack)
- 12 Bätter frisches Basilikum

Paprika waschen, putzen und in Würfel schneiden. Zwiebel schälen, klein schneiden und in Olivenöl (bei milder bis mittlerer Hitze) glasig dünsten. Die Paprikawürfel dazugeben, kurz mitdünsten. Paprikapulver, geschälte und gepresste Knoblauchzehe und Tomatenmark dazugeben und kurz mit anschwitzen. Mit der Gemüsebrühe aufgießen, circa 10 Minuten sanft köcheln lassen, dann pürieren. Bei Bedarf die Suppe mit Kuzu (Anleitung auf der Verpackung) binden. Mit Salz und Pfeffer abschmecken. Mit einem Esslöffel Soja- oder Hafersahne und frischen Basilikumblättern im Teller garnieren.

Gelber Gurken-Jogi

Für heiße Sommertage

Antientzündlich, protein- und calciumhaltig, magnesiumreich; enthält Lactobazillen (Milchsäurebakterien) für ein gutes Milieu im Darm bzw. für die immunologische Abwehrfunktion des Darmes

Zutaten für 1 Portion

½	Schlangengurke (die Kerne evtl. mit einem Löffel entfernen)
150 g	Joghurt (2 bis 3,8 % Fett)
1 EL	frisches Leinöl
1 TL	frisch geriebener Ingwer
1 TL	Kurkuma
1 Prise	Kräutersalz
1 Prise	Pfeffer
3 Blätter	frischer Borretsch, Schnittlauch oder Dill

Die Gurke waschen und raspeln. Mit Joghurt, Öl und den Gewürzen verrühren. Das klein geschnittene Grün (Schere) darüberstreuen. Als Sauce oder Dip.

Goldene Milch

Regt die schlaffördernde Melatoninbildung im Gehirn an, antientzündlich

Zutaten für 1 Portion

	gewünschte Menge Flüssigkeit (150–300 ml), z. B. fettarme (Bio-)Milch, Hafer-, Hirse- oder Reismilch
½–1 TL	Curcumapulver
1 TL	Süßungsmittel (z. B. kaltgeschleuderter Honig aus der Region oder Manuka-Honig oder Maulbeersirup)
1 Prise	schwarzer Pfeffer (klein)
1 Prise	Zimt oder echte Bourbon-Vanille (Pulver) oder anderes Lieblingsgewürz
2 TL	Leinöl bester Qualität

Die »Milch« erhitzen und mit allen Zutaten vermixen. Sofort genießen.

Salziger Snack auf Nussbasis

Dieser Snack hilft, der Chipstüte zu entsagen. Nüsse sind sehr gesund, sie liefern Eiweiß, komplexe Kohlenhydrate, gutes Fett, Mineralien, Vitamine und Spurenelemente. Als Schalenobst zählen sie übrigens zu den empfohlenen Fünf am Tag (Portionen Gemüse und Obst). Circa 30 Gramm pro Tag lautet die Empfehlung.

Zutaten für 1 Portion

1 Handvoll	Nüsse, z. B. Cashew- oder Pecannüsse oder Mandeln
1 Spritzer	Sojasauce, evtl. Currypulver

Die Nüsse in einer beschichteten Pfanne sanft goldgelb anduften (ohne dass sie schwarze Stellen bekommen). Mit Sojasauce ablöschen, in eine Knabberschale füllen und nach Geschmack mit etwas Curry überstäuben.

Avocado-Creme

Avocados zeichnen sich u. a. durch Glutathion aus, das der Leber beim Entgiften hilft, und durch das Zellschutzvitamin E.

Zutaten für 1 Portion
1	reife Avocado
1 TL	Zitronen- oder Limettensaft
1 TL	Omega-3-Fettsäure-reiches Öl (wie z. B. Perilla-, Lein- oder Hanföl)
	oder
1 EL	Sojacuisine (die Creme bleibt dann länger hell)
	Gewürze nach Geschmack (Kräutersalz, Pfeffer, Currymischung, Chili usw.)
evtl. 1 EL	fein gehackte Zwiebel

Die Avocado halbieren, den Stein herausnehmen. Das Fruchtfleisch aus der Schale heben (geht gut mit einem Esslöffel) und mit einer großen Gabel in einem tiefen Teller zerdrücken. Mit Zitronensaft, Öl oder Sojacuisine und ggf. Zwiebelwürfelchen vermengen und mit den Gewürzen abschmecken.

Hier sind vielfältige Variationen möglich: ½ klein geschnittener Apfel passt dazu, ebenso frische Petersilie, fein gewürfelte rote Paprikastückchen und auch ein Stück frischer Ingwer, klein gehackt oder durch die Knoblauchpresse gedrückt, etwas Frischkäse oder Roquefort usw. Lecker auf Vollwertbrot, knusprigem Ciabatta oder als Dip.

Grünkern-Bolognese

Die beliebte Sauce in der veganen Variante. Schmeckt bei Appetit auf herzhaftes Essen. Liefert eine Menge antioxidative Vital- und Mikronährstoffe.

Zutaten für 4 Portionen

80 g	Grünkern, geschrotet
500 ml	Gemüsebrühe
1	Karotte
1 Stange	Staudensellerie
1	Gemüsezwiebel
2 EL	Oliven- oder Rapsöl
800 g	Tomaten, gehackt
evtl.	Rotwein (1 Schuss, nach Belieben)
2 EL	Tomatenmark
2 EL	frische Kräuter, z. B. Basilikum, Petersilie, Majoran usw.
	Meersalz
	Pfeffer oder Chili

Den Grünkernschrot in einem Topf etwas anrösten (ohne Fett), bis er duftet. Mit der Gemüsebrühe ablöschen, von der Hitze nehmen und mindestens eine Viertelstunde ausquellen lassen.

Das Gemüse waschen, putzen bzw. schälen und in möglichst kleine Würfel schneiden. Öl sanft erhitzen und das Gemüse darin etwas anschmoren. Den gequollenen Grünkernschrot dazugeben und mit anbraten.

Mit den gehackten Tomaten auffüllen und einen Schuss Rotwein hinzufügen. Für eine halbe Stunde zugedeckt köcheln lassen. Dann das Tomatenmark sowie die frischen, klein geschnittenen Kräuter unterrühren. Mit Salz und Pfeffer oder Chili abschmecken.

Bunter Salat

Salate erfrischen und hydrieren, regen die Verdauung an und spenden reich-
lich antientzündlich wirkende sekundäre Pflanzenstoffe. Der Stoffwechsel
wird entlastet, das Immunsystem gestärkt.

Zutaten für 2 Portionen
1 Kopf	Salat (schön fest; muss keineswegs Kopfsalat sein ...)
1 Handvoll	frische Kräuter der Saison
1 Bund	Radieschen
1	gelbe oder orange Paprikaschote
1 Handvoll	Kirschtomaten
2	Frühlingszwiebeln
½	Salatgurke

Für das Dressing
2 EL	Öl nach Geschmack (z. B. Oliven-, Raps-, Mohn-, Haselnuss- oder Hanföl)
Saft	von einer Orange
1 TL	mittelscharfer Senf, Salz, Pfeffer

Zuerst das Dressing aus Öl, Orangensaft und Senf zubereiten (Schneebe-
sen), mit Salz und Pfeffer abschmecken. Salat und Kräuter waschen und
verlesen, in mundgerechte Stücke zupfen bzw. in feine Streifen schneiden.
Radieschen, Paprika, Tomaten, Frühlingszwiebeln und Gurke waschen, die Radieschen in Scheiben, die Frühlingszwiebeln in dünne
Ringe, die Paprika in Streifen und die Gurke in Halbmonde schneiden.
Die Kirschtomaten ganz lassen oder halbieren. Alles miteinander und
mit dem Dressing vermengen und zeitnah verzehren.

Wer Salat nicht so gut verträgt, probiert es mit einer kleineren Portion und achtet auf besonders gründliches Kauen. Nicht trinken zum
Essen! Zwischen den Mahlzeiten zu trinken erhöht die Bekömmlich-
keit der Speisen, da die Verdauungssäfte unverdünnt wirken können.
(Eine Ausnahme darf das Gläschen Wein zum besonderen Anlass sein.)

Eiweißreiche Dinkelbrötchen

Dinkel ist bekömmlicher als Weizen und liefert etwas mehr Vitamine, Mineralien und Eiweiß. Das enthaltene Tryptophan gilt als Stimmungsaufheller. Überdies unterstützen die Getreidefaserstoffe eine ausgewogene Darmflora.

250 g	Dinkelvollkornmehl
1 Päckchen	Weinsteinbackpulver
250 g	Magerquark
1 EL	rotes Palmfruchtöl
½ TL	Salz

zum Bestreuen:
Leinsamen und/oder geschälte Hanfnüsschen und/oder Sonnenblumenkerne

Mehl mit Backpulver in einer großen Schüssel mischen. Quark, Öl und Salz hinzugeben und verkneten. Einige Minuten ruhen lassen. 6 bis 8 Brötchen formen und auf ein mit Backpapier ausgelegtes Blech setzen. Mit wenigen Tropfen Wasser etwas befeuchten und nach Belieben bestreuen. Auf mittlerer Schiene 20–25 Minuten bei 190 °C (Ober- und Unterhitze) backen. Nach dem Backen auf einem Gitter abkühlen lassen.

Pralinencreme

Tofu enthält viel wertvolles Protein und liefert wichtige Mineralstoffe; Kakao-Flavonoide wirken antientzündlich.

Zutaten für 4 bis 6 Portionen

1 Tafel	Zartbitterschokolade (Kakaogehalt mindestens 70 %)
250 g	Seidentofu
1 EL	Honig oder Reismalz
1–2 EL	Mandel- oder Nussmus

Die Schokolade im Wasserbad schmelzen. Dann alle Zutaten im Mixer fein pürieren und für mindestens eine halbe Stunde kalt stellen.

Kraftbrühe auf Vorrat

Vor dem Essen eine Tasse sehr warm trinken

Wärmt, mineralisiert, gibt Energie; Nährstoffe (z. B. Zink) fürs Immun-system

Zutaten
1	Süßkartoffel
2 Pakete	frisches Suppengrün (500 g Möhren, 2 Stangen Porree, 300 g Sellerie, 1 Bund Petersilie)
1	frisches Suppenhuhn

Die Süßkartoffel schälen, das Suppengrün putzen, beides in grobe Stücke schneiden. Alle Zutaten bis auf die Petersilie in einem großen Topf mit circa 7,5 Litern Wasser zum Kochen bringen.

Auf ganz kleiner Flamme für mehrere Stunden zugedeckt kochen lassen (wichtig, um die Mineralien zu lösen und ins Kochwasser zu bekommen.) Gegebenenfalls etwas Wasser nachgießen. In der letzten halben Stunde die Petersilie mitkochen.

Die Brühe wird abgegossen (Fettaugen können abgeschöpft werden).

Wer es ein wenig fruchtiger möchte, kocht noch 2 bis 3 Tomaten mit. Die Brühe hält sich im Kühlschrank bei hygienischen Bedingungen eine Woche. Kann nachgewürzt werden; Fleisch kann mitgegessen werden.

Gratin mit roten Linsen

Nahrhaft durch Proteine, viel Calcium für die Knochen; bekömmlich, gut für die Darmflora

Zutaten für 4 Portionen
- 300 g   rote Linsen
- 800 ml Gemüsebrühe
- 10 cm   Wakame-Alge (optional)
- 700 g   Lauch
- 1 EL   Rapsöl mit natürlichem Butteraroma
          Pfeffer, Kräutersalz
- 1 EL   Balsamico-Essig
- 1 TL   Butter für die Form
- 200 g   saure Sahne
- 20 ml   Milch
- 80 g   geschälte Sonnenblumen- oder Hanfkerne
- 3 EL   Schnittlauchröllchen

Die Linsen in der Brühe einmal aufkochen lassen, dann bei kleiner Hitze köcheln lassen, bis sie weich sind, aber noch nicht zerfallen. (Ein Stück Wakame-Alge dazu macht Hülsenfrüchte noch bekömmlicher und aromatisiert durch natürliche Geschmacksstoffe.) Lauch putzen, in feine Ringe schneiden, in Rapsöl dünsten.

Den Lauch und die gegarten Linsen (Algenstück herausfischen) mischen, mit Pfeffer, Kräutersalz und Balsamico abschmecken und in eine gefettete Auflaufform füllen. Saure Sahne mit wenig Milch glatt rühren und darüber verteilen.

Die Kerne in einer Pfanne fettfrei anrösten, bis sie hellbraun sind. Über den Auflauf streuen. (Bei Bedarf passt auch etwas geriebener Gouda oder Emmentaler dazu.)

Bei 190 °C circa 20 Minuten überbacken. Mit Schnittlauchröllchen bestreuen.

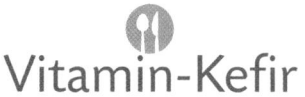

Vitamin-Kefir

Sehr antioxidativ durch viel Vitamin C und Vitamin E; enthält Protein

Zutaten für 1 Portion
- 1 rosa Grapefruit
- 1 EL Sanddornelixier
- 150 g Kefir
- 50 g Magerquark
- 2 TL Weizenkeimöl
- 1 TL Honig oder Maulbeersirup oder Reismalz

Die Grapefruit auspressen. Alle Zutaten kräftig pürieren. Kalt servieren.

Zitronen-Sesam-Kartoffeln

Kartoffeln sind basisch und enthalten wenig, aber wertvolles Eiweiß; Sesam bzw. Hanf enthält antientzündliche Fettsäuren und Mineralien. Pflegt die Darmflora.

Zutaten für 4 Portionen
- 800 g Kartoffeln
- 1 EL raffiniertes Oliven-, Rapsöl oder Sesamöl
- 3 EL Sesam- (oder Hanf-)Saat
- 1 Zitrone

Die Kartoffeln waschen, abbürsten und der Länge nach vierteln. Das Öl in die Kartoffeln einmassieren. Die Kartoffeln auf dem Blech verteilen (eventuell mit Backpapier). Bei 170 °C eine halbe bis Dreiviertelstunde backen, die letzten 10 Minuten Sesamkernchen oder Hanfsaat (ohne Schale) aufstreuen. Eine Garprobe machen. Nachdem das Blech aus dem Ofen genommen wurde, noch den Saft der Zitrone darüber verteilen.

Statt eines Nachwortes ...

... möchten wir die folgenden Zeilen eines alten Menschen mit Ihnen, liebe Leserin, lieber Leser, teilen.

Wenn ich mein Leben noch einmal leben könnte

Wenn ich mein Leben noch einmal leben könnte, würde ich mir erlauben, mehr Fehler zu machen. Ich würde mich entspannen, ich würde die Dinge lockerer angehen. Ich würde alberner sein als bei dieser Reise. Ich würde weniger Dinge ernst nehmen. Ich würde mehr Chancen ergreifen. Ich würde mehr Berge besteigen, öfter in Flüssen schwimmen und mehr Sonnenuntergänge anschauen. Ich würde mehr Eis und weniger Spinat essen.

   [...]

Weißt du, ich gehöre zu denen, die vernünftig leben, Stunde um Stunde, Tag um Tag. O ja, auch ich hatte meine Momente, und wenn ich noch einmal von vorne anfangen könnte, würde ich dafür sorgen, dass ich mehr davon hätte. Genau genommen würde ich versuchen, nichts anderes zu haben. Einfach nur Augenblicke, einen nach dem anderen, anstatt ein Leben lang immer auf die Zukunft zu warten.

Wenn ich mein Leben noch einmal leben könnte, würde ich im Frühling früher anfangen, barfuß zu gehen, und im Herbst würde ich später damit aufhören. Ich würde öfter Karussell fahren. Ich würde mehr Gänseblümchen pflücken. Wenn du dich andauernd nur schindest, vergisst du sehr bald, dass es so wunderbare Dinge gibt wie zum Beispiel einen Bach, der Geschichten erzählt, und Vögel, die singen.

Nadine Stair, 85 Jahre alt, Louisville, Kentucky

Ihre Autorinnen
Angela Oberle und Sabine Pork

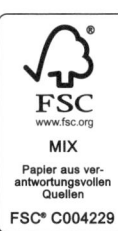

Besuchen Sie uns im Internet: www.mens-sana.de

Originalausgabe September 2018
© 2018 Knaur Verlag
Ein Imprint der Verlagsgruppe Droemer Knaur GmbH & Co. KG, München.
Redaktion: Dr. Ulrike Strerath-Bolz
Fotos, Hintergründe und Dekoelemente: Shutterstock.com; außer S. 3, 6, 19, 35, 49, 63, 73
iStockphoto / venimo
Covergestaltung: atelier-sanna.com, München
Coverabbildung: iStock.com / venimo
Innengestaltung und Satz: atelier-sanna.com, München
Druck und Bindung: Uhl, Radolfzell
ISBN 978-3-426-65827-7

5 4 3 2 1